中华医学健康科普工程

中华医学会男科学分会男性健康系列科普丛书

阴茎和包皮疾病

总主编 邓春华 商学军

主 编 彭 靖 袁轶峰 杨慎敏

中华医学电子音像出版社
CHINESE MEDICAL MULTIMEDIA PRESS

北 京

图书在版编目（CIP）数据

阴茎和包皮疾病／彭靖，袁轶峰，杨慎敏主编. —北京：中华医学电子音像出版社，2021.3

（中华医学会男科学分会男性健康系列科普丛书／邓春华，商学军主编）

ISBN 978-7-83005-295-9

Ⅰ.①阴… Ⅱ.①彭…②袁…③杨… Ⅲ.①阴茎疾病-诊疗 Ⅳ.①R697

中国版本图书馆 CIP 数据核字（2021）第 019504 号

阴茎和包皮疾病
YINJING HE BAOPI JIBING

主　　编：	彭　靖　袁轶峰　杨慎敏
策划编辑：	史仲静
责任编辑：	宫宇婷
校　　对：	龚利霞
责任印刷：	李振坤
出版发行：	中华医学电子音像出版社
通信地址：	北京市西城区东河沿街 69 号中华医学会 610 室
邮　　编：	100052
E-mail：	cma-cmc@cma.org.cn
购书热线：	010-51322677
经　　销：	新华书店
印　　刷：	廊坊市祥丰印刷有限公司
开　　本：	850mm×1168mm　1/32
印　　张：	3
字　　数：	80 千字
版　　次：	2021 年 3 月第 1 版　2022 年 8 月第 2 次印刷
定　　价：	36.00 元

版权所有　　侵权必究

购买本社图书，凡有缺、倒、脱页者，本社负责调换

内容提要

本书为《中华医学会男科学分会男性健康系列科普丛书》之一，由多位临床经验丰富的男科专家对临床上阴茎和包皮疾病的常见问题进行梳理，选取最具代表性的问题，结合笔者的临床经验，以问答的形式为读者提供科学的解答，编写视角新颖，科学性、权威性、实用性强，适合广大关心男性健康的读者阅读。

《阴茎和包皮疾病》编委会

总 主 编
  邓春华　中山大学附属第一医院
  商学军　东部战区总医院

主　　编
  彭　靖　北京大学第一医院
  袁轶峰　湖南中医药大学第一附属医院
  杨慎敏　苏州市立医院

副 主 编
  苏新军　武汉大学中南医院
  高　明　西北妇女儿童医院
  李　行　重庆三峡中心医院

编　　委（按姓氏笔画排序）
  王　进　武汉协和医院
  牛　明　天水市第二人民医院
  龙柳芽　湖南中医药大学第一附属医院
  刘　涛　湖南中医药大学第一附属医院
  孙　迪　重庆三峡中心医院

孙弘本　湖南中医药大学第一附属医院
苏艺峰　湖南中医药大学第一附属医院
苏新军　武汉大学中南医院
李　行　重庆三峡中心医院
李　博　湖南中医药大学第一附属医院
李占琦　陕西省核工业二一五医院
杨慎敏　苏州市立医院
吴　光　苏州市立医院
余　怡　苏州市立医院
沈　磊　湖南中医药大学第一附属医院
张　彪　湖南中医药大学第一附属医院
苗润泽　湖南中医药大学第一附属医院
周　梁　西北妇女儿童医院
袁轶峰　湖南中医药大学第一附属医院
高　明　西北妇女儿童医院
梁　骏　湖北民族大学附属民大医院
彭　靖　北京大学第一医院
傅显文　湖南中医药大学第一附属医院

学术秘书

唐　渊　北京大学第一医院

前　言

阴茎是男性的特征，也是男性特有的性器官。阴茎有2个功能：排尿和性爱。每一位男性每天都会有意无意地去观察它。男性可以对脸上的"小包"不关注，但对阴茎上的"小包"一定会重视。正是由于男性对自己的阴茎特别关心，而且阴茎又是男性很私密的器官，所以稍有不适就会造成男性的恐慌。为了普及阴茎和包皮疾病的知识，让男性朋友容易分辨出哪些情况是疾病，哪些情况需要治疗，中华医学会男科学分会主任委员邓春华教授和副主任委员商学军教授牵头组织编写了这本《阴茎和包皮疾病》。

本书汇集了男性关注的常见阴茎和包皮疾病的相关问题，让男性朋友看完后对自己的性器官有全面的认识，并且知道如何去维护和保养自己的性器官。本书的参编人员均是来自国内各大医院的男科医生，在阴茎和包皮疾病方面有丰富的经验，他们使用通俗的语言来讲述每一个问题，让没有医学背景的男性朋友也很容易读懂、理解。

感谢所有参与本书编写、修改和审阅的专家为本书的辛勤付出，希望本书可以给男性朋友带来帮助。

本书虽为临床一线的专业医生编写，但由于医学专业的快速发展和编写时间有限，书中难免有不足或疏漏之处，恳请广大读者给予批评指正，以便再版时完善。

彭 靖

2021年2月

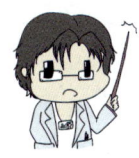

目　录

第1章　阴茎疾病相关问题 ………………………………… 1
1　阴茎多长才算正常? …………………………………… 1
2　阴茎短会影响女性伴侣妊娠吗? ……………………… 3
3　阴茎还能再延长、增粗吗? …………………………… 4
4　可以做手术延长阴茎吗? ……………………………… 6
5　肥胖男性的阴茎为何看上去偏小? …………………… 8
6　阴茎里长了个"疙瘩",是肿瘤吗? ………………… 9
7　阴茎勃起时有点弯,正常吗? ………………………… 11
8　阴茎弯了会影响性生活吗? …………………………… 12
9　阴茎弯曲如何通过手术矫正? ………………………… 14
10　尿道下裂需要做手术吗? ……………………………… 16
11　阴茎阴囊转位该怎么办? ……………………………… 18
12　阴茎头上长了一圈"小疹子",是性传播疾病吗? … 19
13　被他人抚摸阴茎,会被传染上性传播疾病吗? …… 21
14　阴茎上长"痘痘",是得了性传播疾病吗? ………… 23
15　怀疑自己得了性传播疾病,该怎么办? …………… 25

目录　1

16	妻子感染人乳头瘤病毒，会导致丈夫患阴茎癌吗？	27
17	妻子感染人乳头瘤病毒，丈夫需要打 HPV 疫苗吗？	28
18	自慰时阴茎上出现一条硬筋该怎么办？	30
19	性生活后阴茎出血该怎么办？	31
20	阴茎对性刺激不敏感该怎么办？	33
21	阴茎对性刺激太敏感该怎么办？	34
22	频繁性生活会导致阴茎"疲劳"吗？	36
23	哪些情况会让阴茎持续勃起？	37
24	阴茎持续勃起多久需要到医院进行治疗？	39
25	勃起后阴茎翘得过高，正常吗？	40
26	性交时阴茎"骨折"了，该怎么办？	41
27	吃动物鞭类能"壮阳"吗？	43

第 2 章　包皮疾病相关问题 ········ 45

28	阴茎头老是发红是怎么回事？	45
29	每天都清洗，为什么阴茎头上还是有一层"白霜"？	47
30	男童的包皮里摸到小硬块，正常吗？	48
31	包皮频繁发炎该怎么办？	49
32	包皮发炎会传染吗？	51
33	包皮上出现一些菜花样突起，是什么？	52
34	男童排尿时阴茎前面为何会鼓起一个包？	53
35	男童包皮翻不上去该怎么办？	55
36	包皮过长与包茎有什么区别？	56

37	包皮总是卡住阴毛该怎么办？	57
38	包皮过长会不会影响阴茎发育？	59
39	包皮过长会给性伴侣带来哪些危害？	60
40	包皮过长该怎么治疗？	62
41	男童多大年龄可以做包皮手术？	63
42	年龄大了还能做包皮手术吗？	65
43	都结婚生子了，还需要做包皮手术吗？	66
44	包皮手术会影响性功能吗？	67
45	做了包皮手术早泄就会好吗？	69
46	哪些时候切包皮要慎重？	70
47	做包皮吻合环切术，术后有哪些注意事项？	71
48	做包皮套扎环切术，术后有哪些注意事项？	73
49	包茎术后阴茎头分泌"黄水"，是感染了吗？	75
50	包皮术后多长时间能过性生活？	77
51	切包皮后严重早泄该怎么办？	78
52	包皮系带疼痛该怎么办？	80
53	性交或自慰后，包皮翻不下来该怎么办？	81

第1章 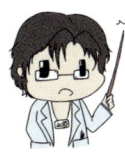 阴茎疾病相关问题

1 阴茎多长才算正常？

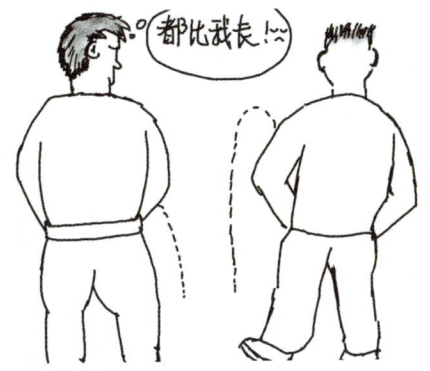

问题：

我今年18岁，感觉自己的阴茎比较短。上厕所的时候，我偷看到很多人的阴茎都比我的长，我感到很自卑，担心今后找女朋友会被瞧不起，请问阴茎多长才算正常？

回答：

阴茎的长度，分为疲软状态下的长度和勃起状态下的长度。有的男性在阴茎没勃起时看起来比较短，但勃起后变得非常长，有人戏称这种情况属于阴茎"长势很好"；而有的男性在疲软状态下阴茎看起来比较长，但勃起后长度增幅却不明显，属于"长势不大"。换句话说，可能阴茎在疲软状态下看起来长度差别很大，但勃起后长度的差别不是很大。所以，如果属于第1种情况，只要"长势很好"，就不必太担心，因为勃起后的长度才是阴茎的"真实长度"。一般来说，女性也应该更关心男性阴茎勃起后的长度。更何况女性的性敏感部位绝大多数集中在阴道的外1/3处，所以阴茎的长度对实质的性生活无明显影响，相比之下，要获取性伴侣的"欢心"，情感、技巧、阴茎勃起的硬度和持续时间更为重要。

有些人可能会问："为什么某些影视作品里大多数男主角的阴茎都比我长得多？为什么他们不仅疲软状态下长，勃起后'长势更好'？"这是因为，不同地域、不同种族的男性，其阴茎的长度是有很大差异的。据调查统计，法国男性的阴茎最长，达16.0 cm；韩国男性的阴茎最短，仅9.6 cm。亚洲人群的阴茎普遍比欧美人群要短。更何况能饰演某些影视作品的男主角肯定也是精挑细选的，并不代表普遍人群。

那怎么才能知道自己的阴茎长度是不是在正常范围内？有没有一个标准？

阴茎的长度和身高一样，个体差异比较大，但只要是在正常范围内，功能都没有太大区别，所以不用去刻意攀比。

有调查显示：①阴茎在疲软状态下的长度为 4.5~11.0 cm，平均长度为（7.1±1.5）cm。②阴茎在勃起状态下的长度为 10.7~16.5 cm，平均长度为（13.0±1.3）cm。

（李　行　孙　迪　重庆三峡中心医院）

2 阴茎短会影响女性伴侣妊娠吗？

问题：

如果男性的阴茎太短，不能插入子宫，请问女性伴侣还有机会妊娠吗？

回答：

阴道位于膀胱、尿道和直肠之间，是一个富有弹性的管状器官，也是一个重要的性交器官。女性阴道的前壁和后壁不一样长，前壁相对短一些，长度在 9~10 cm，而后壁长一些，长度在 10~11 cm，但阴道内有很多褶皱，性交兴奋时候会延伸，伸缩性比较好，且由于个体差异，可能还会有所区别。阴道的上端较宽大，围绕子宫颈。子宫颈与阴道壁之间的环状腔隙，名为阴道穹隆，按其部位，又分为前、后、左、右4个部分。后穹隆是阴道最易扩张的部分，它为勃起的阴茎提供了必要的空间，同时后穹隆作为精液贮池特别深阔，在膀胱截石位时，阴道后穹隆处于阴道的最低位，这种解剖关系有利于精子从阴道向子宫颈的涌动，因为正常位置的子宫颈外口正对着阴道后穹隆，为正常受孕提供条件。

受孕的关键条件包括：①卵巢排出正常的卵子；②精液正常且含有正常的精子；③卵子和精子能够在输卵管内相遇并结合成为受精卵；④受精卵顺利地被输入子宫腔；⑤子宫内膜已充分准备，适合受精卵着床。

（刘　涛　袁轶峰　湖南中医药大学第一附属医院）

3　阴茎还能再延长、增粗吗？

问题：

我今年31岁，结婚2年多了。虽然对性生活还算满意，但是总觉得自己的阴茎不够雄壮。之前听人推荐，吃了一种据说可以使阴茎延长、增粗的壮阳药，说是1个月能增长3 cm，但是

2个月过去了,却没有任何效果。请问阴茎到底能不能延长、增粗?

回答:

很多男性朋友都希望自己的阴茎变长、变粗,因此,经常听信各种广告,购买所谓的"神药"进行"助长",以期唤起第二春,但这些"灵丹妙药"往往不会有广告中描述的效果,1个月增长3 cm更是无稽之谈。

作为男性雄风象征的阴茎,在青春期前发育得非常缓慢。青春期开始后,在睾酮的作用下阴茎开始快速发育,增长、增粗。在青春期,部分男性由于内分泌失调、染色体异常等原因,阴茎发育得非常缓慢,此时可以通过额外补充雄激素的方式促进生殖器的发育,但这需要在有经验的内分泌科、儿科、泌尿科、男科等科室医生的指导下使用。青春期结束后,男性的性器官发育成熟,想通过药物的方式使阴茎延长、增粗不符合实际。

还有这样一种情况,患者先天性阴茎短小,没有胡须和阴毛,皮肤细腻,睾丸没有发育,有时候嗅觉也不正常。这种情况是由垂体分泌功能异常导致的,男性的性器官一直没有足够的雄激素来刺激,经过一段时间的药物治疗,阴茎在一定程度上是可以变大的。

如果男性的阴茎可以顺利地实现排尿和性交,最好就别"折腾"它了。

(余 怡 杨慎敏 苏州市立医院)

4 可以做手术延长阴茎吗？

问题：

我对自己阴茎的大小不满意，看到很多广告上介绍阴茎延长增粗术，很是心动。请问我可以通过做手术来延长阴茎吗？

回答：

首先讨论，什么是阴茎延长增粗术？一般而言，是指2种手术，一是阴茎延长术，二是阴茎增粗成形术。两者都具有严格的适应证，不是想做就能做的！一般认为，凡是能正常勃起且能正常完成性交的成年男性都没有必要做阴茎延长增粗术。事实上，到目前为止，关于阴茎的长度和周径，临床上并没有公认的统一标准，如果男性朋友非要一个准确的答复，可以参照：①阴茎在疲软状态下的长度为4.5~11.0 cm，平均长度为(7.1 ± 1.5) cm；周径为5.5~11.0 cm，平均周径为(7.8 ± 0.7) cm。②阴茎在勃起状态下的长度为10.7~16.5 cm，平均长度为(13.0 ± 1.3) cm；周径为8.5~13.5 cm，平均周径为(12.2 ± 1.2) cm。

所以，当男性符合以上标准时，如果对性生活还不满意，先别想着做阴茎延长增粗术，可以通过学习性爱技巧等来提高性生活的满意度。

再来了解，什么是阴茎延长增粗术？它又适合哪些人群？

阴茎延长术的适应证包括：①阴茎发育不良症。成年男性若阴茎在勃起状态下长度<9.5 cm，并且因为阴茎短小产生强烈的自卑感，性生活不和谐，根据患者的要求可行阴茎延长术。②阴茎部分缺损。③小阴茎畸形。在幼儿期及青春期行内分泌治疗后阴茎的长度及周径仍大大低于正常，不能正常完成性交者，可行阴茎延长术和阴茎增粗成形术来改善阴茎形态。④隐匿性阴茎。

阴茎增粗成形术的适应证包括：①先天性或特发性阴茎发育不良而呈小阴茎者。②因妻子生育后阴道松弛且对性生活不满意，而强烈要求行阴茎延长术和阴茎增粗成形术以期改善夫妻性生活者。对于先天性阴茎发育不良的成年男性，医生必须对患者情绪的稳定性、期望值和动机进行评估。高度怀疑、不情愿、期望过高者，以及认为阴茎增大能解决婚姻生活、改善男性形象等所有问题的患者不宜接受手术。

（李　博　袁轶峰　湖南中医药大学第一附属医院）

5 肥胖男性的阴茎为何看上去偏小？

问题：

我因为太胖，最近开始在健身房训练。训练后到浴室冲凉时发现，我的阴茎要比别人的短一些。听说肥胖男性的阴茎会藏起来，看上去比其他人的小。请问这是怎么回事？

回答：

临床上常发现，大多数肥胖男性的阴茎从外观上看都很小，仅见到松软的阴茎皮肤。其实，这是一种假象，临床上真正的小阴茎是非常少见的，大多数肥胖男性的阴茎并不小。肥胖男性不妨试一下，用自己的拇指和示指轻轻地捏住阴茎的根部，就会发现中间有个硬芯。这个硬芯一直延伸到体内深部，这才是阴茎真正的长度。这种情况临床一般称之为埋藏阴茎，是由于患者肥胖导致阴阜基底部脂肪堆积，阴茎深藏于皮下。部分患者可以通过减肥解决这个问题，包括控制饮食、增加有氧运动；医生对患者及其家属进行健康宣教，使其建立健康的饮食和生活习惯。患者减肥成功，脂肪组织减少后，阴茎可能恢复正常状态。一般情况下，需要切除耻骨后多余的脂肪，将阴茎和阴囊交界处的皮肤用缝线固定在浅筋膜表面，把阴茎海绵体从皮下"牵"出来并加以固定，才能恢复阴茎正常的外观。

（吴　光　杨慎敏　苏州市立医院）

6 | 阴茎里长了个"疙瘩"，是肿瘤吗？

问题：

我今年48岁，近3个月性生活时出现阴茎侧边疼痛、不适，摸上去有个"疙瘩"，按下去有轻微的疼痛感，这段时间阴茎翘起来且越来越弯。请问这是什么疾病，是不是肿瘤？

回答：

这种情况很可能是阴茎硬结症。

阴茎海绵体表面一般被一层光滑坚韧的白膜包裹，它的表面有血管神经束紧贴在上面。一般男性的阴茎表面是摸不到硬块的，但如果阴茎的白膜出现病变，就会出现阴茎硬结症。

阴茎硬结症可以长期存在、慢性发展。早期可能在阴茎上发现无痛的"疙瘩"，多数位于阴茎背侧，呈"黄豆"大小，也有发现时就有拇指指甲盖那么大的"疙瘩"。多数患者没有留意，也没有接受系统诊治，后来出现了阴茎疼痛、不适，特别是勃起时疼痛加重才到医院就诊。医生在门诊通过触诊即可明确诊断，有的患者需要做阴茎海绵体彩超，明确病灶的范围和深度。病情严重的患者还会出现阴茎弯曲、畸形，勃起时阴茎缩短，甚至严重弯曲不能完成性交。

事实上，阴茎硬结症比较常见，多发病于中老年男性，其病因与阴茎损伤、炎症及免疫等因素有关。很多患者早期发现后因羞于就诊，之后逐步影响到日常生活才去医院就诊，多数已达病程后期。

医生建议患者早期发现时就进行药物治疗，可以局部注射胶原酶或维拉帕米，以及口服大剂量维生素E等；严重的患者可以加用激素药物治疗，如醋酸氢化可的松、地塞米松等。同时，也需要通过辅助热疗和按摩等方法改善症状。如果患者出现了明显的阴茎弯曲和硬结疼痛，且病程超过半年，可以采用手术切除或磨削硬结及阴茎白膜折叠术等方法维持阴茎的矫直状态。

同时也提醒男性朋友，如果有包茎且出现较大硬结或有明显破溃的情况，需要及时到医院就诊，排除阴茎肿瘤的可能。

（王　进　武汉协和医院）

7 阴茎勃起时有点弯，正常吗？

问题：

我现在20岁，最近发现我的阴茎在勃起时有点向左偏。我从小到大都喜欢趴着睡觉，请问是不是睡觉时把它压弯了？我现在该怎么办？

回答：

这种情况很常见，大部分人都以为男性的生殖器是笔直的，但事实并非如此，真相是"十个男人九个弯"。也就是说，大多数的成年男性，阴茎在充分勃起的状态下，都会有不同程度、不同方向的偏弯。对于这种情况，原因主要可分为先天性阴茎弯曲和后天性阴茎弯曲（获得性阴茎弯曲）2种。

对于先天性阴茎弯曲，一般被认为是在胚胎期因雄激素缺乏或不敏感，导致阴茎和尿道发育停顿或不良所致，根据其病变特点分为皮肤型、筋膜型、海绵体型、尿道型4类。

获得性阴茎弯曲多由以下几个原因造成：①阴茎硬结症；②性交损伤；③反复尿道操作；④盆腔根治术后留置导尿管；⑤自慰（手淫）损伤；⑥其他，如阴茎咬伤、刺伤、金属套环或线套绞窄、切割伤等愈合后均有可能形成瘢痕，导致海绵体勃起时不对称等。

按照阴茎勃起后弯曲的程度（勃起状态下测量阴茎弯曲的角度），可分为：①轻度，弯曲<30°；②中度，弯曲在30°~45°；③重度，弯曲>45°。

目前，根据造成阴茎弯曲的病因，可以采取不同的手术方式，如阴茎皮肤脱套术、纤维瘢痕切除术、阴茎白膜折叠术等。除了>30°的弯曲需要积极进行手术矫正外，<30°时如果影响到性生活，也同样建议手术治疗。除此之外，轻度的弯曲是无须处理的。长期趴着睡觉，阴茎勃起时会被压到，时间久了可导致一定的偏弯，但只要不影响性交是不需要处理的。

（袁轶峰　湖南中医药大学第一附属医院；

彭　靖　北京大学第一医院）

8 阴茎弯了会影响性生活吗？

问题：

我发现阴茎勃起时向右侧弯曲，请问这会影响我的性生活吗？

回答：

要想了解这个问题，首先要来看一下阴茎的解剖结构。阴茎内部由3条平行的长柱形海绵体组成。背侧并排的2条为阴茎海绵体；另一条在腹侧，有尿道穿过，名为尿道海绵体。若包裹某一侧海绵体的白膜较多，就会把阴茎拉向另外一侧，譬如，右侧的海绵体白膜较多，那么阴茎就会向左弯。

"阴茎弯曲"这一现象并不少见，但需要治疗的情况比较少，大多数情况属于生理性弯曲，而非病理性弯曲。阴茎平时呈疲软状态，性兴奋时，海绵体组织内的血管窦肌放松，大量血液流入海绵窦内，血流量达到一定程度时，就会使包在阴茎海绵体外的一层富有弹性的白膜充分扩张，之后会呈坚硬的柱状体状态，支撑阴茎向上竖起。其中，起关键作用的是两侧阴茎海绵体之间的弹力纤维，它们被牵拉到极点时，阴茎就呈完全挺立状态。由于尿道海绵体未相应充血扩张，故阴茎勃起一般都向下方微微弯曲，只有在充分勃起后才坚硬挺直。但在一般状态下，阴茎并不能完全勃起，只有在达到性高潮前的短暂几秒内，才会出现完全勃起。阴茎略微有点弯曲或扭转亦属正常范围，不必过于忧虑。

当然，也有少数属于病态性弯曲，如果出现以下几种情况就要积极处理：①阴茎海绵体发育异常，勃起弯曲角度明显，勃起有疼痛及不适感，严重影响性生活时应积极处理。②先天性尿道上裂或下裂等先天性畸形。这类患者的尿道开口不在阴茎头（也称龟头）的正中，而是在阴茎的冠状沟、阴茎干，甚至靠近阴囊处。缺损的尿道被纤维带的组织所代替，阴茎勃起时受纤维带的牵拉出现弯曲，需要手术矫治。③伴有阴茎损伤或纤维性海绵体炎、阴茎硬结症等疾病，也可造成阴茎弯曲。

阴茎病态性弯曲的角度一般都比较大，呈向上或向下或向左右两侧弯曲。总体来说，阴茎勃起后向上弯曲的角度<40°，向下或向左右两侧弯曲的角度<30°，而性生活也满意者不必治疗。如果弯曲角度大或对性生活不满意，男性则应到泌尿科或男科诊治。

（苗润泽　袁轶峰　湖南中医药大学第一附属医院）

9 阴茎弯曲如何通过手术矫正？

问题：

我今年25岁，阴茎勃起时总是朝左侧歪，达45°，跟性伴侣性交1次，没有成功，还使她感觉疼痛，我的阴茎也感觉不适。医生说需要做阴茎白膜折叠术，请问这个手术该怎么做？安全吗？

回答：

正常男性的阴茎由2条阴茎海绵体充血后诱导勃起，靠海绵体表面的白膜进行支撑完成性交。白膜是一层比较坚韧的组织，疲软状态下摸起来跟脂肪一样，勃起状态下硬度类似于软骨。上述情况，多数是因阴茎白膜发育不良，造成一侧的白膜比另一侧偏短，所以勃起时就会出现向一边偏曲，就像包着皮的香蕉一样。这也类似于骑马，马头旁一般有2根缰绳，如果骑行时拉左侧缰绳，马儿就会往左边跑，如果拉右侧缰绳，就会往右边跑。以此类推，有的阴茎在勃起时还会出现向上翘或向下弯的情况。

对于阴茎白膜发育不良的患者，可以采用阴茎白膜折叠术进行矫正。通常医生在术前需要对患者进行评估，让患者用手使阴茎达到最大勃起状态，然后从上往下、从右往左、从头部向根部拍3张照片，这样就可以基本判断阴茎勃起偏曲的方向和角度，对手术标记有很重要的参考作用。手术中，需要做一个类似于包皮环切术的切口，将阴茎表面的皮肤褪到阴茎根部，充分地暴露阴茎白膜。然后通过药物，促使阴茎达到平时最大的勃起状态，在弯曲的对侧白膜上做16点标记。再用一种特殊的缝线，按照预定的标记进行缝合，收拢后就会把白膜折叠。此时，可以再次使用药物促使阴茎达到最大的勃起状态，通过调整线结的松紧度，让阴茎变得笔直。最后缝合皮肤，适量加压包扎，完成手术。

对于有经验的医生，阴茎白膜折叠术是安全有效的。术后1个月内，需要患者尽量避免性刺激导致的阴茎过度充血勃起，以免造成线结松脱。夜间勃起也可以通过勤排尿和口服抑制勃起的药物来控制。

（王　进　武汉协和医院）

10　尿道下裂需要做手术吗？

问题：

患儿1岁4月龄，患有尿道下裂，咨询过多家医院，答复均需要手术，但不能保证一次手术就成功，请问这是什么原因？该病一定要做手术吗？

回答：

尿道下裂是一种较为常见的男性泌尿生殖器的先天性缺陷，发病率约为5.02/万人。目前认为，遗传因素、环境污染尤其是环境雌激素类物质过高、速食食品及孕激素等与尿道下裂的发生有关。

尿道下裂主要表现为尿道外口没有在正常男性的阴茎头处，而是位于冠状沟、阴茎体或阴囊等部位。由于患儿尿道发育的长度不够，较短就会牵拉背侧的阴茎海绵体，形成不同程度的阴茎向下弯曲，同时没有包皮系带长出，这样在患儿出生时就可以看到阴茎头露出，阴茎头后面的包皮会堆积成帽子样。1岁前患儿都通过把尿排尿，很多家长容易忽视此病；1岁后患儿站着排尿时容易打湿裤子，是因为尿道口靠后而尿不远造成的，这样才被家长发现异常。

尿道下裂的患儿需要蹲位排尿，长大后会因此遭到周围同性的嘲笑，形成心理负担，需要及早治疗。尿道下裂是因为尿道发育的长度不足，需要加长一段，所以尿道下裂只能依靠手术治疗来延长那段没有发育的尿道，把尿道外口放到正常的阴茎头处。

治疗尿道下裂，一次手术未必能成功解决问题。这主要是因为不同患儿的尿道外口的开口位置是不尽相同的，有的开口靠前，有的开口靠后。新加的尿道材料需要从尿道周边获取，如包皮、阴囊皮肤、睾丸鞘膜等组织，卷管形成一个新的尿道。开口靠前的患儿所需的材料少，一次手术就成功的概率相对高一些。而开口靠后的患儿所需的材料多，同时还要把弯曲的阴茎伸直，有时需要分次手术才能达到最好的外观效果。有些患者手术后，新尿道的表面皮肤会有漏眼，需要再次手术把漏眼修补好。

总之，尿道下裂的手术属于整形的精细手术，最佳的手术修复时间是在出生后6~18个月，患儿家长不必太纠结于是否一次手术就能成功，到正规医院就诊，在最佳阶段手术，可以获得满意的阴茎外观。

（苏新军　武汉大学中南医院）

11 阴茎阴囊转位该怎么办？

问题：

患儿出生后一般情况正常，洗澡时发现阴茎是从阴囊中间长出来的，向下弯曲。请问这是什么情况，需要治疗吗？

回答：

从家长的描述来看，这种情况属于一种生殖系统畸形，称为阴茎阴囊转位。

阴茎阴囊转位的病因尚未完全明确，可能与胚胎发育中阴囊迁移受到干扰，导致阴囊位于阴茎上方，阴囊两翼如果在中缝未能融合，就会形成阴囊分裂。这种畸形可分为完全性和部分性2种。临床上，完全性阴茎阴囊转位比较少见，部分性阴茎阴囊转位比较多见。完全性阴茎阴囊转位时，阴囊完全位于阴茎上方，部分患者可合并睾丸下降、阴茎畸形、阴囊分裂等异常。部分性阴茎阴囊转位的外生殖器畸形程度相对较轻，根据家长描述，该患儿属于部分性阴茎阴囊转位。

出现这种情况，家长应带患儿到正规医院就诊，需要进一步检查。因为阴茎阴囊转位可伴有尿道下裂，少部分患儿还可合并睾丸下降等异常。阴茎阴囊转位一般没有明显的临床症状，但患儿会因外生殖器畸形而产生心理压力，出现自卑等心理问题。所以家长应注意患儿的心理变化，特别是患儿在集体生活中易出现自卑情绪。这也是该疾病选择治疗的一大因素。

阴茎阴囊转位只能通过手术纠正，恢复正常的解剖关系。如果同时合并尿道下裂、阴茎弯曲畸形等情况，可视病情给予同期手术治疗，或分期治疗。对于因上述畸形已出现自卑情绪的患儿，还应该进行心理疏导等治疗。

（梁　骏　湖北民族大学附属民大医院）

12 阴茎头上长了一圈"小疹子"，是性传播疾病吗？

问题：

我的阴茎头上长了一圈"小疹子"，像小珍珠似的。去过一些私立的医疗机构，说是尖锐湿疣，请问这种情况到底是不是尖锐湿疣？我该怎么办？这种疾病好治吗？

回答：

虽然在生殖器部位及周围出现了一些异常的"小疹子"，很多人都会首先考虑性传播疾病，但是在临床上有一种叫作"珍珠样阴茎丘疹"的情况，它是指阴茎上的冠状沟珍珠疹，是一种发生在男性冠状沟的丘疹样皮肤病，并不是尖锐湿疣一类的性传播疾病，不具有传染性，不用担心。

这种情况的发生可能与生理上的变异或局部刺激等因素有关，多见于青春期后，其典型的临床表现为在冠状沟的背侧和两侧有细小的如大头针样的小丘疹，状如珍珠，呈白色、黄色或粉红色，沿冠状沟排列成一行或数行，有的环绕冠状沟一圈，质地较硬，不瘙痒、不疼痛、不破溃是其特点。

一般来说，患者本人没有异常感觉，多在无意中发现。20%以上的成年男性有这种丘疹，只是程度不同，一般无须治疗。但如果伴有包皮过长，又不注意卫生，经常积存包皮垢并感染，可适当切除过长的包皮。需要注意的是，有些私立的医疗机构故意把此种情况与尖锐湿疣混淆，夸大危害，骗取钱财，需要提高警惕。

那么，阴茎珍珠样丘疹与尖锐湿疣应该如何鉴别？第一，感染尖锐湿疣的患者多数有不洁性交史；第二，尖锐湿疣的疣状物不断增生，长成菜花样，表面粗糙不平，且分布不均匀、不对称、不规则。当两者辨别有难度时，可以做醋酸白试验等。如果还是不放心，可以取部分组织送病理检查，以明确诊断。

（沈　磊　袁轶峰　湖南中医药大学第一附属医院）

13 被他人抚摸阴茎，会被传染上性传播疾病吗？

问题：

我前段时间和朋友去夜店玩，只是让他人抚摸了阴茎，没有其他性接触。这几天，我和我的妻子就感觉小便不舒服，有时还有点痒，请问是患了性传播疾病吗？只是被抚摸了阴茎，就会被传染上性传播疾病吗？

回答：

性传播疾病的传播途径主要有以下几种。

（1）性行为传播：所谓性行为，主要包括接吻、触摸、拥抱、性交等。性交是传播性病的主要途径。

（2）间接接触传播：是指人与人之间非性关系的接触传播，相对来说比较少见，但某些性传播疾病，如淋病、滴虫病和真菌感染等，可以通过毛巾、浴盆、衣服等用品传播。

（3）血源性传播：梅毒、艾滋病、淋病均可发生病原体血症，如果受血者输了这样的血液，可以发生传递性感染。

（4）垂直传播：通过胎盘传播给胎儿。梅毒、艾滋病大多存在垂直传播的危险。

（5）医源性传播：主要是消毒不严格，用过的器械在消毒的过程中病原体未被杀死，再使用时可感染他人。

在性传播疾病患者中，确实有一些夫妻双方均没有性乱史的情况。患病前，他们也未去过医院就医，因而可排除医源性感染；他们也不曾出差，没有坐过公用马桶，也没有去过公共游泳池游泳。那么他们是如何被传染的？经分析，他们的手可能是传染性传播疾病的罪魁祸首。

日常生活中，当人们去旅店会客、手推玻璃门、按门铃、按电梯开关、与别人握手，以及触摸公共汽车上的扶手、公用电话、钞票、公共报刊等物体，都有可能触碰到上面附有的性传播疾病的病原体，特别是上厕所和开、关水龙头时，更可能染上多种性传播疾病的病原体。而不少夫妻没有洗手就去抚摸自己或对方的性器官，这样夫妻双方都可能成为性传播疾病的受害者，其潜伏的危险显而易见。

值得一提的是，会阴部温暖、潮湿，是性传播疾病病原体理想的乐园。它们一旦在此处落足，便会迅速安营扎寨、繁衍后代。因此，性交前一定要将手洗净，以免由于手的媒介作用，把性传播疾病的病原体接种到自己或对方的性器官上，从而导致夫妻双方染病。

（刘　涛　袁轶峰　湖南中医药大学第一附属医院）

14 阴茎上长"痘痘",是得了性传播疾病吗?

问题:

我今年21岁,阴茎上长了一个花生大小的"痘痘",颜色发红,总是觉得有瘙痒、疼痛、灼热感,请问是不是得了性传播疾病?

回答:

上述情况在男科门诊中很常见,很多男性都觉得是性传播疾病。殊不知,这些不寻常的"痘痘",不一定都是性传播疾病。那阴茎上常见的"痘痘"都有哪些呢?

(1)珍珠样丘疹:皮损为阴茎头的边缘和冠状沟部,呈小米粒大小,表现为珍珠样白色、淡红色或肤色的小丘疹,无自觉症状(无瘙痒、无疼痛、无不适感),是一种正常的生理变异,不会对健康造成影响,一般无须治疗,引起心理不适者可用激光去除。

(2)皮脂腺异位症:这是一种皮脂腺疾病,多在青春期后发生,中年人较多见,男性多于女性,表现为皮肤无明显隆起的粟粒大小的扁平丘疹状损害,群集分布,多呈淡黄色,少数呈淡白色,可见于口腔黏膜、男性的包皮和阴茎头、女性的大小阴唇等部位。

（3）包皮阴茎头炎：是指包皮内板与阴茎头的炎症，表现为局部发红、瘙痒或疼痛，可有水肿。按照病因不同，可将其分为单纯性和感染性2种。

（4）生殖器疱疹：是由单纯疱疹病毒引起的性传播疾病，主要是Ⅱ型单纯疱疹病毒，可反复发作，好发于两性生殖器的皮肤黏膜交界处，表现为局部群簇或散在的小水疱，2~4天后破溃形成糜烂或溃疡，伴有局部烧灼感、疼痛感，腹股沟淋巴结肿大、压痛，以及发热、头痛、乏力等全身症状，最后结痂愈合。整个病程2~3周，但易反复发作。本病在治疗时以抗病毒、缓解疼痛及防治继发感染为主。

（5）带状疱疹：是由水痘-带状疱疹病毒引起的一种皮肤病，该病毒具有亲神经性，感染后可长期潜伏于脊髓神经后根神经节的神经元内，当免疫力低下或劳累、感染、感冒时，病毒可再次生长繁殖，并沿神经纤维移至皮肤，使受侵犯的神经和皮肤产生强烈的炎症。

（6）疖：是一种化脓性毛囊及毛囊深部周围组织的感染，主要致病菌为金黄色葡萄球菌，表现为局部红、肿、热、痛，可化脓，经抗生素治疗后一般可治愈。

（7）尖锐湿疣：是由人乳头瘤病毒（human papilloma virus，HPV）感染所致的以肛门、生殖器部位增生性损害为主要表现的性传播疾病，大多发生于18~50岁，潜伏期（从感染到发病）为3周至8个月。其初起表现为局部肉色或粉红色乳头状小肿物，之后逐渐增大，表现为菜花状、鸡冠状、乳头状的赘生物，表面粗糙角化，常无明显自觉症状，易复发。

（8）阴茎癌：是起源于阴茎头、冠状沟和包皮内板黏膜及阴茎皮肤的恶性肿瘤。本病是阴茎最常见的恶性肿瘤，占阴茎肿瘤的90%以上。

（龙柳芽　袁轶峰　湖南中医药大学第一附属医院）

15 怀疑自己得了性传播疾病，该怎么办？

问题：

我今年40岁，因为前段时间与他人发生了一次不洁性行为，现在尿道出现了明显的不适，我怀疑自己得了性传播疾病。请问性传播疾病到底有哪些？治疗效果怎么样？

回答：

性传播疾病主要由性接触感染引发，主要病变部位在生殖器。目前，国外列入性传播疾病的病种有20多种，包括梅毒、淋病、软下疳、性病性淋巴肉芽肿、腹股沟肉芽肿、非淋菌性尿道炎、尖锐湿疣、生殖器疱疹、艾滋病、乙型病毒性肝炎等。其中，梅毒、淋病、软下疳、性病性淋巴肉芽肿及腹股沟肉芽肿曾被称为"花柳病"。目前，我国重点防治的性传播疾病主要有梅毒、淋病、生殖道沙眼衣原体感染、尖锐湿疣、生殖器疱疹及艾滋病，且这些性传播疾病的主要传播途径为性接触传播、血源性传播、垂直传播及医源性传播。

性传播疾病是一类非常棘手的疾病，重点在于个人预防，如提高文化素养、洁身自好、防止不洁性行为及正确使用质量可靠的避孕套等；保持个人及家庭内部卫生清洁，不吸毒，尽量不注射血制品；有生殖器可疑症状时及时到正规医院就医，早发现、早治疗。

如果怀疑自己患上了性传播疾病，最重要的就是到正规医院进行检查和治疗。同时，在治疗期间应注意以下几个方面：①正规治疗。遵照医嘱，避免胡乱用药、停药。②追踪性伴侣和夫妻同治。若妻子或性伴侣未及时治疗，可造成双方反复感染，导致疾病久治不愈。③禁止性生活。提倡患者治愈前要禁止性生活，以免疾病进一步扩散。④定期复查以评估疗效和预防复发。⑤摆正心态。

（袁轶峰　湖南中医药大学第一附属医院）

16 妻子感染人乳头瘤病毒，会导致丈夫患阴茎癌吗？

问题：

我陪妻子去医院看病，医生说她感染了人乳头瘤病毒（HPV），需要治疗，并且说 HPV 感染可能引起女性患宫颈癌。前一段时间我们进行性交，且没有做保护措施，请问我会不会也感染了 HPV？会不会引起阴茎癌？

回答：

与感染 HPV 的女性同房，即使没有做保护措施，男性一般也不会立刻就患阴茎癌，但 HPV 与男性的生殖健康确实有密切关系，先了解一下什么是 HPV。

HPV 是一种喜欢定居在上皮和黏膜组织的病毒，男女都可以被感染，但感染 HPV 后，并不都会引起癌症。其实，HPV 是一个大家族，包含多种类型。不同类型 HPV 对人的危害程度不同，有些类型的危害比较大，可能容易引起癌症（如女性的宫颈癌），医学上称为高危型 HPV，而危害较小的低危型 HPV 可以引起表皮及黏膜增生（如男性的尖锐湿疣）。

多数感染 HPV 的患者，其实属于无症状或亚临床症状感染。很多男性可以在外生殖器（如包皮、阴茎头、阴囊）皮肤表面检测到HPV，但自身没有任何症状。男性可以通过性生活将HPV传染给性伴侣，造成女性HPV感染。

包茎和包皮过长是阴茎癌公认的危险因素，如果存在包茎或包皮过长，平时也不注意外生殖器的卫生，再加上长期存在高危型HPV感染，会提高发生阴茎癌的风险。

此外，男性精子也可以感染HPV。精子感染HPV后，精子的活力可能会下降，进而引起男性不育。所以，HPV对男性的生殖健康还是有较大影响的。如果女性感染HPV，男性也需要进行检查。

（周　梁　西北妇女儿童医院）

17 妻子感染人乳头瘤病毒，丈夫需要打HPV疫苗吗？

问题：

听说注射人乳头瘤病毒（HPV）疫苗可以预防HPV感染。现在很多女性都去打HPV疫苗，请问男性需要打HPV疫苗吗？男性打HPV疫苗有没有预防作用？

回答：

HPV 疫苗对于男性精液的 HPV 感染也有预防作用。并且，医学研究发现，即使男性精液已经感染 HPV，注射 HPV 疫苗还可能有治疗作用，可以加速精液中病毒的清除，但把 HPV 疫苗作为一种治疗手段，尚处于研究阶段。

多数感染 HPV 的男性，HPV 通常只是在外生殖器（如包皮、阴茎头、阴囊）皮肤表面，且多数男性自身没有任何症状。但是男性可以通过性交将 HPV 传染给性伴侣，造成女性 HPV 感染。所以单纯打 HPV 疫苗无法有效预防这种情况。

那么对于男性，有没有更好的、更方便的预防 HPV 感染的方法？

除了 HPV 疫苗，男性还可以采用 HPV 的"外科疫苗"。什么是 HPV 的"外科疫苗"？就是包皮环切术，即通常所说的"切包皮"。

多数男性都存在包皮过长或包茎。目前的医学研究发现，包皮过长或包茎是女性 HPV 感染的一个重要危险因素。通过包皮环切术，可以使男性的外生殖器更加卫生，进而降低多种性传播疾病（包括 HPV 感染）的发生，甚至可以加速体内 HPV 的清除。

（周　梁　西北妇女儿童医院）

18 | 自慰时阴茎上出现一条硬筋该怎么办？

问题：

我偶尔会自慰，最近的一次自慰太激烈，阴茎上出现了一条硬筋，请问该怎么办？

回答：

这是阴茎硬化性淋巴管炎，以阴茎皮下条索状肿块为特征，组织病理以淋巴管炎为主。本病多见于青壮年，好发于冠状沟，其次为阴茎背部。典型的皮损为弯曲隆起的条索状物，似蚯蚓；表面紫色有光泽，半透明；质地稍硬似软骨，可滑动，不与表面皮肤粘连；一般无自觉表现或有轻度疼痛。

可能引起阴茎硬化性淋巴管炎的病因如下。

（1）局部机械性损伤：如自慰过频、过度用力地性交等导致阴茎皮下大淋巴管阻塞，形成局部损害。适度的自慰不会对身体造成伤害，所以在有这样的需求时，需要充分润滑，避免过度用力导致出现包皮出血等情况。

（2）阴茎局部感染：包括单纯疱疹病毒、衣原体、结核分枝杆菌、HPV 感染等。

本病病程有自限性，多数 4~6 周后可自行吸收、消退，个别长达数年才能消退，偶尔可形成溃疡。治疗方面，主要根据病因给予对症治疗，如抗病毒治疗、抗菌治疗等，多数可治愈。疼痛时可热敷，亦可采用超声波、透热疗法或紫外线照射治疗。极少数顽固的皮损可采用手术切除。

（高　明　西北妇女儿童医院）

19 性生活后阴茎出血该怎么办？

问题：

最近一段时间，我和妻子在性交后阴茎总是出血，尿道至阴茎头一段疼痛。请问这是怎么回事？

回答：

这个问题常见于以下2种情况。

（1）如果出血是在包皮系带处或阴茎包皮口处，则常见于阴茎包皮系带撕裂伤。阴茎下面正中有一条连接阴茎头和阴茎体的皮褶，称为包皮系带。包皮系带对外界的刺激十分敏感，它与冠状缘是阴茎最敏感的部位，是男性重要的性敏感区之一。由于个体阴茎发育情况不同，包皮系带的长短和紧张度也不同。如果它短而紧，阴茎头在勃起时就会偏向下方，并可能因为性交用力过猛而扯裂，引起出血、疼痛。包皮系带断裂多由性交用力过大、不当造成，多发生于包皮过长的男性。

这种情况下，如果是比较小的裂口，对伤口进行消毒、换药，防止伤口感染，进行包扎保护，约1周就可以恢复。如果包皮系带损伤比较严重，可能还需要去医院进行手术修复，术后要按时换药，防止感染，一般需要1~2周才能恢复。

（2）如果出血是在射精后由尿道口流出，则主要考虑精囊炎的可能。精囊炎是以射精时精液中有血为主要症状，可伴有射精痛、性欲减退、早泄、会阴疼痛不适、排精后初始或终末血尿、膀胱刺激症状等。由于出血原因、出血部位、出血量及出血时间长短不同，血精的外观也有所区别，在精液中呈现为全部淡红色，或部分淡红色，或咖啡色，这都是有血的表现。正常的精液中不应有血液成分，精液里有血，大多是因为在射精的那刻，精囊出现剧烈的痉挛性极速收缩，增大了精囊内的压力，在射精之后，精囊回缩，并逐渐松弛，精囊内的压力突然下降，在这个过程中可能会导致精囊管壁中的毛细血管破裂，血液混合精液排出，形成血精。感染是最常见的原因，致病原包括病毒、细菌、结核分枝杆菌和寄生虫等，也可以是创伤、尿道异物、化学药品引起的炎症。

血精是男性生殖系统的疾病之一，主要在性交、自慰或遗精时射出红色精液，多见于精囊炎、前列腺炎等泌尿系统感染及精道梗阻等疾病，最好到医院就诊，以明确诊断、对症治疗。

（刘　涛　袁轶峰　湖南中医药大学第一附属医院）

20 阴茎对性刺激不敏感该怎么办？

问题：

我今年25岁，阴茎对性刺激很不敏感。每次和伴侣性交时，射精都很慢，需要很强的刺激才能射精，性生活的持续时间比较长，有时性交达半小时后阴茎就开始疲软。我从17岁开始有自慰习惯，频率2天1次，多的时候1天1次，自慰时射精很快。请问这种情况我该怎么办？

回答：

阴茎对性刺激不敏感，多指阴茎头的敏感度降低，对性刺激不敏感。射精是一个复杂的过程，外周神经感受到刺激，传递到大脑，大脑发出射精指令，引发射精。对性刺激不敏感的因素包括：阴茎头神经的敏感度降低、阴茎海绵体血液回流障碍、自慰频繁、性生活过频、阴茎头包皮炎症及戴避孕套性交等。

上述情况是由于长期自慰引起的阴茎头敏感度降低。因为长期自慰，身体适应了自慰对阴茎的刺激，每次都是短时间内达到性高潮，长时间后，身体已经习惯了这种射精方式。而夫妻双方性交时，阴道的刺激强度一般达不到这种自慰的刺激强度，故原本已经"模式化"的射精程序很难运行。

出现这种情况后，首先不要紧张，这也是男科的常见现象，需要到医院及时诊治，先排除其他原因，通过与妻子共同配合可以解决这个问题。治疗上：①男性要减少自慰和性交的频率，尽量戒除自慰，让阴茎更加习惯阴道内射精。②在医生的指导下，使用一些促进射精的药物。③妻子充分配合，尝试不同的体位，体验哪一种姿势最适合自己，妻子收缩盆底肌肉，增加对阴茎的压力。此外，还可以使用电动按摩器刺激阴茎头、冠状沟等部位。

（余　怡　杨慎敏　苏州市立医院）

21 阴茎对性刺激太敏感该怎么办？

问题：

我的阴茎很敏感，妻子随便碰下它，我都觉得太刺激，受不了。有时性交一会儿就射精了，妻子对此有点意见。请问这种情况多见吗？是怎么回事？

回答：

这种情况并不少见。门诊中，医生经常会碰到患者抱怨性交过程中阴茎对性刺激太敏感。长此以往，不仅患者自己焦虑不安，畏惧性生活，而且影响夫妻关系，甚至导致家庭破裂。上述性交一会儿就射精的情况临床称为"早泄"。早泄是射精障碍中最常见的疾病，成年男性中30%会发生早泄。到目前为止，早泄的定义尚存在争议，但通常是指男性在性交时失去控制射精的能力，阴茎插入阴道不到1分钟就射精，双方对性生活都不满意且感到困扰。临床上，根据早泄发病的时间，可以分为原发性早泄和继发性早泄2种情况。传统观念认为，早泄的病因大多数为心理性因素，但现代研究发现，早泄的主要发病原因可能是患者存在其他器质性疾病。

对于早泄的治疗，目前主要包括心理治疗、行为疗法、口服药物治疗、局部表皮涂药治疗及手术治疗等。临床上常采用综合治疗，即在心理治疗、行为疗法（包括性交停-动技术和挤捏技术）的基础上，结合口服药物（目前首选达泊西汀）或局部外涂麻醉药治疗。手术作为早泄的一种治疗手段，一直存在较大争议，因其长期疗效尚不清楚，故临床医生在选择这种治疗方法时须慎重。

（吴　光　杨慎敏　苏州市立医院）

22　频繁性生活会导致阴茎"疲劳"吗？

问题：

我今年32岁，26岁那年和女朋友第1次性生活后总觉得每天1次不过瘾，只要有机会就来，多的时候一晚6~7次。我们结婚已经3年了，这2年好像阴茎疲劳了，性能力越来越差，现在一晚2次都有点吃力。请问这是不是因为以前性交太频繁导致的？

回答：

性生活的频率需要按照夫妻双方的需要，以及自己的身体状况，量力而行。

上述情况是一种很正常的现象。20多岁的男性，身体每天都有用不完的劲。性交带来了充满愉悦感的自信，越做越喜欢。但是随着年龄的增长，工作和生活压力增大，职场的竞争越来越激烈，性生活方面的需求逐渐减少。这时候，持续的多次性交往往会引起体力不支，长时间维持在一个精力高度集中的状态，容易产生疲劳，故阴茎就容易疲软下来。

随着年龄的增长，男性的性功能会越来越差，30岁不如20多岁，40岁不如30多岁。年龄大了，可以降低要求。现在每天

1次也是不错的，只要夫妻双方满意就好。当前性功能的下降并不是因为以前性生活的频率太频繁所致。

另外，如果性功能下降得比较明显，也需要考虑疾病的原因，如糖尿病、高脂血症等。男性可以通过放松身心、提高信心、多注重与妻子的情感交流来改善这种情况。有时候，使用改善阴茎勃起的药物也不失为一种选择。

（余 怡 杨慎敏 苏州市立医院）

23 哪些情况会让阴茎持续勃起？

问题：

我与妻子性交时，有时阴茎会长时间持续勃起且有疼痛感，请问这种情况是怎么回事？

回答：

阴茎异常勃起是指在非刺激条件下的阴茎持续勃起，或性高潮后也不疲软，这种状态可持续6小时以上，常伴疼痛。异常勃起可发生于任何年龄段，包括新生儿。年轻患者发病多数与镰状细胞病或肿瘤有关，老年患者大多为特发性。阴茎异常勃起多发生在睡眠时，有时发生在性交时间过长、昆虫叮咬或药物应用之后。

阴茎异常勃起分为低流量型和高流量型2类。低流量型阴茎异常勃起若持续数小时，则可因组织缺血而疼痛，阴茎勃起坚硬。高流量型阴茎很少疼痛，阴茎不能达到完全勃起的硬度。

这种情况出现的常见原因如下。

（1）镰状细胞贫血：该病患者常发生阴茎异常勃起，主要是由于镰状红细胞引起阴茎静脉回流障碍。

（2）海绵体内注射：这种情况已成为现今阴茎异常勃起最常见的原因，主要是由于药物过量或男性对药物过度敏感，平滑肌不能恢复收缩能力，导致异常勃起。

（3）神经性因素：椎管狭窄、脊髓损伤及椎间盘突出症的患者容易发生阴茎异常勃起，但此类患者常有自限性，无须医疗处理。

（4）恶性肿瘤：尽管肿瘤细胞浸润不会引起异常勃起，但静脉回流受阻或海绵窦受侵犯可引起淤滞及血栓形成，常见的转移至阴茎并引起异常勃起的肿瘤有白血病、前列腺癌、肾癌及黑色素瘤等。

（5）药物因素：常见的引起阴茎异常勃起的药物有抗抑郁药（如曲唑酮）、镇静催眠药（如氯丙嗪）和抗高血压药（如肼屈嗪、胍乙啶）。

（6）全胃肠外营养：可引起异常勃起，特别是静脉应用20%脂肪乳剂时，这种类型的异常勃起为低流量型，类似于镰状细胞贫血的患者。

（7）创伤：会阴部或生殖器创伤致血栓或阴茎根部严重出血、组织水肿，使阴茎静脉回流受阻，引起异常勃起（低流量型）。

（刘　涛　袁轶峰　湖南中医药大学第一附属医院）

24 阴茎持续勃起多久需要到医院进行治疗？

问题：

我今年37岁，感到勃起无力时，有时会服用枸橼酸西地那非片（伟哥）帮助勃起。上次吃了一片后，勃起硬度很好，性交也很顺利。但射精结束后，阴茎还是硬邦邦的，而且还很痛，硬了2个多小时后才软下去。对于阴茎持续勃起不软，请问多久才需要到医院进行治疗？

回答：

阴茎勃起超过4小时就称之为"阴茎异常勃起"。阴茎勃起的时间并非越长越好，超过4小时便会影响阴茎的血液循环。一般这种情况临床上分为2种类型，一种类型是阴茎的血液有进有出，进多于出，短期不会导致严重影响；另一种是阴茎的血液只进不出，发展为不进不出，最后阴茎缺少有营养的血液而导致纤维化，对阴茎功能造成严重影响。后者属于低血流量型阴茎异常勃起，多由静脉回流受阻引起，是临床上最常见的类型。

急诊治疗的目的是使勃起的阴茎血液循环通畅、阴茎变软，力争恢复正常的性功能。阴茎持续勃起超过 24 小时，多数患者将会产生不同程度的性功能障碍。因此，阴茎勃起时间超过 4 小时不软者应该尽快到医院就诊。

（余　怡　杨慎敏　苏州市立医院）

25 勃起后阴茎翘得过高，正常吗？

问题：

我的阴茎勃起后上翘过高，都快贴近肚皮了，请问这种情况正常吗？是不是发育畸形？

回答：

成年男性的阴茎在充分勃起且有足够硬度的情况下，会向上翘起，向腹部贴近，这是正常的生理现象。通常阴茎与腹部之间的夹角在 40°~60°，这样和女性阴道的走行一致，更利于性交。

随年龄的增长,特别是到了老年阶段,阴茎勃起的程度和硬度下降,阴茎就不能充分上翘,甚至出现下垂,勃起角度就会逐渐增大到90°以上。

通常情况下,只要阴茎的勃起硬度正常,能够顺利插入阴道并进行持续抽动,阴茎上翘的程度并不会影响性生活的质量,也不会影响性伴侣的感受。除非影响到阴茎在阴道内的正常抽动,男性出现阴茎疼痛,女性出现性交痛,或很多体位都不能做,就应该到正规医院的男科就诊。

(苏新军　武汉大学中南医院)

26 性交时阴茎"骨折"了,该怎么办?

问题:

每次和伴侣进行性交时,她都喜欢猛烈的刺激。我昨天一不小心顶到了旁边,结果阴茎"骨折"了,旁边还青紫了一大片。请问性交时阴茎"骨折"了该怎么办?

回答:

这个是典型的阴茎白膜破裂导致的阴茎血肿形成。

正常男性的阴茎是靠2条类似于充气棒子的海绵体维持勃起的，它的表面是一层坚韧的白膜，在阴茎勃起时白膜就会支撑起来，摸上去像软骨一样，等到阴茎充血消失后就会自然疲软，这就是阴茎正常勃起的过程。

如果一不小心在勃起状态下造成了阴茎白膜的损伤，就可能出现上述情况。如果只是轻微挫伤白膜和皮下组织，周围软组织出现少量渗血，一般表现为阴茎局部轻微青紫和疼痛，不会造成严重的弯曲畸形。这种情况可以适当加压包扎，口服消肿药物如迈之灵等，一般可以自然恢复。

如果用力过猛，就会造成阴茎白膜出现裂口，海绵体里面的血液就会涌入白膜外面的皮下层，造成阴茎严重青紫，弯曲得厉害，就像一个"紫茄子"。患者一般伴有严重的阴茎疼痛，甚至外伤发生时会听到"咔嚓"一声脆响。此时就需要进行紧急处理了。患者可以在家紧急用右手紧紧握住阴茎，手心压在弯曲最严重的位置，起到加压止血的作用，最关键的还是尽快到医院就诊。一般这种情况需要紧急进行阴茎切开探查术，及时清理破口周围的血肿并修补阴茎白膜。术后也需要禁止性交1个月，让阴茎充分休息、恢复。如果就诊及时，一般不会有明显的后遗症，如果造成阴茎白膜过度损伤，后期可能出现勃起功能障碍等情况。

所以提醒男性朋友，性交也需要量力而行，充分做好"前戏"及生殖器润滑后再进行。

（王　进　武汉协和医院）

27 吃动物鞭类能"壮阳"吗?

问题:

我听别人说,多吃点牛鞭、狗鞭、羊鞭等动物鞭类,或用动物鞭类泡酒饮,能增强男性的性功能,请问这是真的吗?

回答:

在民间,流传着"吃啥补啥"的说法,所以很多男性一直认为吃动物鞭类可以"壮阳"。而在中医界,也一直有"以形补形"的说法。唐代医药学家孙思邈发现,动物内脏和人类内脏无论是在组织形态上,还是在功能上都十分相似,故在长期的临床实践中,提出了"以脏治脏"和"以脏补脏"的观点,这就是中医食疗中一个很重要的法则——"以形补形"。

从西医解剖学来看,动物的"鞭"(阴茎)实际上是由3条海绵体和一层包皮构成的,并不含有激素成分。一旦与动物体分离,所剩的只不过是一堆海绵体样的肉,营养价值还比不上几个鸡蛋。从生物学组成的角度来看,动物鞭类除了比一般动物内脏多了微乎其微的雄激素外,其他的营养与普通内脏相差无几。而雄激素的活性,在加热煮熟的过程中会被杀灭。即使未被杀灭,进入消化道后也会被具有强大分解能力的胃液破坏。所以大部分人认为吃了动物的睾丸和鞭类能增强性功能，多是心理作用。

男性要想"壮阳"，要想持久，就要用科学的方法来调理身体。尽量少吸烟、少喝酒、饮食清淡、经常运动，这些方法都可以有效地提高男性的性能力。同时，也可以用西地那非类药物，帮助男性重振雄风！

（刘　涛　袁轶峰　湖南中医药大学第一附属医院）

第 2 章

包皮疾病相关问题

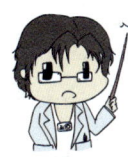

28 | 阴茎头老是发红是怎么回事？

问题：

我洗澡时发现阴茎头处有很多红点，红点周围还有瘙痒感。请问这是不是疾病？该如何处理？

回答：

这种情况首先考虑包皮阴茎头炎的可能。

包皮阴茎头炎是指阴茎头由外伤、刺激或感染等因素引起的炎症，以局部红肿、糜烂和溃疡形成为主要的临床表现。包皮阴茎头炎可逆行感染泌尿系统，引起膀胱炎、肾盂肾炎等。此外，若炎症长期未能治愈，可直接影响性生活，从而导致阳痿、早泄等现象。本病好发于夏秋季，多发生于中青年男性，尤其是包皮过长或包茎者。

包皮阴茎头炎与多种因素有关，可分为感染性因素和非感染性因素。感染性因素以细菌感染为主，如大肠杆菌、葡萄球菌、链球菌等，念珠菌、滴虫、支原体、衣原体、淋病双球菌等微生物感染也可引起包皮阴茎头炎。非感染因素有尿液、外来物质（如避孕套）的刺激、摩擦和创伤、包皮过长又清洁不够导致包皮垢堆积等，这些都可对阴茎头包皮黏膜造成损害。

对于局部皮肤潮红，自觉阴茎头有灼热感和瘙痒感，但无明显水肿性红斑、糜烂、渗液和出血的情况，可以仔细清洗阴茎头，用稀释的高锰酸钾溶液湿敷，或用络合碘消毒，更换内裤，一段时间后可能有所改善。

对于水肿性红斑、糜烂、渗液和出血的情况，建议完善病原学和病理学检查，确定病因，如果明确为细菌感染的患者，应在医生的指导下使用足量、合适的抗生素。

对于有反复阴茎头炎并伴有包皮过长或包茎的患者，建议在炎症消退后行包皮环切术。

治疗期间应注意：①保持局部的清洁，避免各种刺激，每日清洗阴茎头和包皮，尽量使用一次性内裤。②避免不洁性交，治疗期间暂停性生活，如果为滴虫或念珠菌性阴茎头炎，应夫妻同时治疗。③包皮水肿严重者，切勿强行上翻包皮。④少吃辛辣刺激性食物，忌烟、酒。

（苗润泽　袁轶峰　湖南中医药大学第一附属医院）

29 | 每天都清洗,为什么阴茎头上还是有一层"白霜"?

问题:

每天我都很认真地清洗我的阴茎,可是为什么阴茎头上还是有一层"白霜",并带有一点异味,请问这是什么原因?

回答:

这层"白霜",临床一般称之为"包皮垢"。很多包皮过长的男性都有同样的困扰,阴茎头总是出现一些白色的污垢,洗干净后1~2天又会出现,不瘙痒、不疼痛,总是不干净。为什么会这样?正如皮肤有皮脂腺一样,包皮上也有能分泌皮脂的皮脂腺。由于包皮过长,皮脂积聚在包皮里,混合着尿道口内残留的尿液和阴茎头黏膜上皮细胞的脱落物,就会形成一层白色的污垢,这就是包皮垢。

包皮垢会滋生一些有害的微生物,产生异味。包皮垢变硬了还会刺激阴茎头黏膜,加上并不理想的微生物环境,可能会引发感染,包皮阴茎头炎就是这样产生的。包皮垢对阴茎的长期炎症刺激会造成阴茎局部组织细胞变性、恶化,甚至会有癌前病变的可能,并进一步转化成为阴茎癌。因此,包茎或包皮过长者最好切除包皮。如果不愿意行包皮切除术,也应该注意阴茎的清洁和卫生。清洗时，应该将包皮翻出，仔细清洗。一般用清水就可以了，一些外用洗剂也会对阴茎头造成刺激。包皮垢不仅会对自身健康造成影响，也会增加女性伴侣患一系列妇科炎症的风险。

（沈　磊　袁轶峰　湖南中医药大学第一附属医院）

30 男童的包皮里摸到小硬块，正常吗？

问题：

我儿子今年4岁，洗澡的时候在他的包皮里摸到小硬块，请问这是正常的吗？会不会影响发育？

回答：

这种情况常见，首先考虑这个小硬块是男童的包皮垢。一般来说，包皮垢不会影响男童的发育，所以不用过于担心。其实很多男童的包皮内经常可以看到一些白白黄黄的硬块，很多不知情的家长以为是肿块，其实是包皮垢。男童的包皮和阴茎头常会粘连在一起，但是可以分离开。随着男童年龄的增长，包皮与阴茎头之间的粘连会逐渐吸收，包皮就能上翻露出阴茎头。

正如皮肤的皮脂腺一样，包皮上也有能分泌皮脂的皮脂腺。

但是由于包皮过长,皮脂积聚在包皮里,混合着尿道口内残留的尿液和阴茎头黏膜上皮细胞的脱落物,就会形成一层白色的硬块。包皮垢会滋生一些有害的微生物,包皮垢变硬还会刺激阴茎头黏膜,加上并不理想的微生物环境,可能会引发感染,包皮阴茎头炎就是这样产生的。所以,给家里的男童洗澡时,可以轻轻地翻开包皮,用清水冲洗,以保持清洁。同时,建议学龄期男童可以考虑行包皮环扎术。如果男童的包皮出现红肿,甚至出现排尿困难,应及时就医。

(沈 磊 袁轶峰 湖南中医药大学第一附属医院)

31 包皮频繁发炎该怎么办?

问题:

我今年 27 岁,最近发现阴茎头红肿发痒,还有黄色的脓液,并且翻开时,包皮垢和糜烂都已经粘在一起了,这使我特别烦恼。请问这是什么原因引起的?应该做哪些处理?

回答:

男性的生殖器处于暴露的状态,一般情况下不易出现感染,而出现包皮溃烂、红肿、发痒要考虑存在包皮阴茎头炎。

包皮阴茎头炎就是指包皮、阴茎头发生炎症反应,其可分为外伤性、接触性、药物性及感染性四大类。外伤性包皮阴茎头炎多因外力打伤、拉链夹伤、性交时弄伤;接触性包皮炎是在局部使用抗菌剂或软膏类药物时引起的;药物性包皮阴茎头炎是患者服用某种药物引起的,最常见的是四环素和磺胺类药;感染性包皮阴茎头炎是由细菌、真菌或寄生虫等感染引起的,梅毒和淋病也同样会引起阴茎头炎,其中以感染性包皮阴茎头炎最常见。

包茎或包皮过长时,包皮内皮脂腺的分泌物不能排出,并逐渐形成奇臭的包皮垢。包皮垢适宜细菌生长,故可引起阴茎头及包皮发炎。患者可以检查一下自己的包皮是否过长,如果是包皮过长导致的反复感染,可先到医院把包皮阴茎头炎治愈后行包皮环切术。

药物过敏所引起的包皮阴茎头炎是一种延迟性变态反应,临床上常见,一般在用药后24~72小时发病。可以先确定最近是否服用过可能导致过敏的药物,可暂停药物后查看是否有缓解。

平时经常清洗包皮和阴茎头,保持包皮腔内清洁和干燥,同时要注意养成良好的卫生习惯。若一旦发现该病,可适当应用抗生素,一般在数天内可治愈;若较严重,则需在医生的指导下进行有效的治疗。

(苏艺峰 袁轶峰 湖南中医药大学第一附属医院)

32 包皮发炎会传染吗?

问题:

我今年28岁,前天感觉阴茎头有轻微瘙痒感,把包皮翻上来清洗时发现里面有很多脏东西,阴茎头长了一些小红点,包皮轻微发红还有轻微瘙痒感,请问是发炎了吗?这种炎症会不会传染给女性伴侣?

回答:

包皮发炎在医学上被称为"包皮阴茎头炎",引起的原因多种多样,可由感染和非感染因素引起,其中感染是包皮阴茎头炎病因中相当常见的一种。包皮过长或包茎容易导致冠状沟腺体分泌皮脂并积存在包皮下。如果包皮过长或包茎者长期不清洗,包皮下就容易形成一个潮湿、温热的环境,非常适合各种细菌、真菌(如念珠菌)、滴虫和阿米巴等生长繁殖,导致里面的包皮垢越来越多,最后形成包皮和阴茎头的相关炎症。

那么,这种炎症会不会传染?答案也是肯定的。感染是包皮阴茎头炎发病的主要原因,尤其是念珠菌感染。如果不及时治疗就会造成女性生殖道感染。此外,包皮阴茎头炎可逆行感染泌尿系统,引起膀胱炎、肾盂肾炎等。

通常，如果夫妻任一方患性器官疾病都需要暂停性生活，同时及时就诊治疗。在控制炎症后，往往需要做包皮环切术切除包皮。

（孙弘本　袁轶峰　湖南中医药大学第一附属医院）

33 包皮上出现一些菜花样突起，是什么？

问题：

我3天前洗澡的时候，发现包皮上有一些菜花样突起，刮不掉，有轻微瘙痒感，排尿时感觉不适，除此之外没有其他症状，请问这是什么情况？

回答：

这种情况首先要考虑可能是由尖锐湿疣引起的。尖锐湿疣是最常见的性传播疾病之一，在国外性传播疾病的发生率上排名第二，多发生在年轻、性活跃的个体中。外生殖器和肛门周围皮肤的黏膜潮湿区是常见发作的部位，通常表现为这些部位出现单个或多个乳头状、鸡冠状、菜花状或团块状的赘生物。

该病由HPV引起，主要通过性行为传播，潜伏期通常在3周至 8 个月，一般没有特殊症状，少数有如瘙痒、疼痛、性交疼痛、异常气味等表现。如果出现了肉眼可见的体表赘生物，有经验的医生通常能在第一时间通过仔细查看判断出来。除了肉眼判断，还有如皮肤镜、醋酸白试验、组织镜检、HPV 检测等方法帮助医生诊断。

尖锐湿疣治疗的目的：清除疣体、改善症状、减少复发及美观需求等。虽然尖锐湿疣一般无法根治，复发率也较高，但是通过正规的治疗往往能够实现临床治愈，所以无须过于担心，也不要给自己过多的精神压力，建议患者至正规的医疗机构就诊。

（孙弘本　袁轶峰　湖南中医药大学第一附属医院）

34 男童排尿时阴茎前面为何会鼓起一个包？

问题：

我儿子今年 3 岁，从出生到现在，排尿时尿液都是一条细细的线，而且阴茎头一直被包裹着。最近发现他排尿时阴茎前面会鼓起一个包，而且越鼓越大。请问这是什么情况，该怎么办？

回答：

这种情况属于包茎。包茎分为生理性和病理性 2 种。一般 3

岁以下的婴幼儿大部分都属于生理性包茎。新生的男婴之所以看似都是"包茎",是因为包皮对阴茎头有覆盖和保护作用。在婴幼儿期,包皮内板与阴茎头皮肤紧密融合在一起,且包皮内肉膜肌层的肌纤维有特殊的缠绕排列方式,可使包皮远端折叠、关闭,形成只允许尿液外排的单向阀门机制,有助于防止病原微生物的侵入,这也就是为什么婴幼儿排尿时只能看到细细的尿线,而没有阴茎头露出。

  包皮的主要结构异常是包皮口过小,包皮不能上翻显露阴茎头,称为包茎。男童4~5岁后,如果经常上翻包皮但依然翻不出来,就可能属于病理性包茎,需要进行手术治疗。家长平时可以在洗澡时帮助男童轻轻向上翻阴茎包皮,但不要过于用力,以男童不会有明确的疼痛感为度。一方面有利于早期翻起,如果是生理性包茎,翻起来就很容易判断;另一方面还可以清洁包皮,避免包皮垢堆积。但需要注意,平时在给男童洗澡时顺便清洗就可以了,保持局部清洁和干燥就好。不要刻意去关注这个问题,反复刺激男童的生殖器,这可能会造成频繁的勃起,产生不利影响。如果男童5~6岁仍出现排尿时鼓包,阴茎头不能外露,就可以考虑行包皮环切术,此时男童年龄尚小,也没有那么敏感,痛觉会弱一点,男童也能够配合术后护理,减少并发症的发生。

(苏艺峰　袁轶峰　湖南中医药大学第一附属医院)

35 男童包皮翻不上去该怎么办？

问题：

我儿子今年3岁，我发现他的包皮很长，还一点也翻不上去，有次阴茎还肿了。到医院检查说是包皮阴茎头炎，抹药清洗后康复了。请问这种情况应该怎么办？

回答：

这种情况属于包茎。包茎、包皮过长常会引起包皮阴茎头炎，会出现包皮肿胀、发红、瘙痒等不适。反复的包皮阴茎头炎又会导致包皮口狭窄，甚至尿道外口狭窄，引起排尿困难。包茎反复感染也是诱发阴茎癌的主要因素之一，将来长大成人还会引起配偶的妇科炎症，甚至宫颈癌。

所以，包茎需要尽早干预，可以采取外用利多卡因软膏等局部麻醉药外敷，将包皮口适当扩张，让包皮能够外翻、阴茎头外露。对于外翻困难者，医生可以从背侧切开包皮，扩大包皮口，或直接行包皮环切术。其中，包皮环切术是解决包茎最有效的方法，具体采取哪种方法需要根据男童的年龄、配合程度等情况而定。单纯的包皮过长可以不着急行包皮环切术，只需要注意个人卫生，保持局部清洁即可。注意勤清洗，清洗一般用清水即可，不建议使用消毒液、洗液进行清洗。若男童反复包皮发炎甚至引起继发性包茎，也应考虑行包皮环切术。

（李占琦　陕西省核工业二一五医院）

36 包皮过长与包茎有什么区别？

问题：

我儿子今年8岁，平时帮他洗澡时发现完全看不到他的阴茎头，阴茎几乎全部被包皮包裹住了，我在网络平台上咨询过其他医生，有人说这是包皮过长，也有人说可能是包茎，需要手术，请问这种情况是包皮过长还是包茎？会不会影响身体发育？需不需要手术？

回答：

包皮过长和包茎都会有包皮全部包裹阴茎的现象，需要通过临床检查才能确定是包皮过长还是包茎。

包皮过长分为2种情形：①儿童自然状态下或成人阴茎非勃起状态时，包皮覆盖整个阴茎头和尿道口，但包皮能往上翻，上翻后可露出阴茎头。②成人阴茎勃起时，需要用手上推包皮才能完全露出阴茎头。这2种情况都被认为是包皮过长。

包茎则是指包皮口狭窄，或包皮与阴茎头粘连，使包皮不能上翻外露阴茎头。包茎分为先天性包茎和后天性包茎。先天性包茎多见于正常男性新生儿及婴幼儿，一般来说，男童3岁以后，90%的包茎可逐渐自愈；至17岁时，有包茎者不足1%，因此，先天性包茎又被称为"生理性包茎"；后天性包茎多继发于阴茎头包皮炎、包皮及阴茎头损伤，一般难以自愈。严重者包皮口十分狭窄，可引发排尿困难，甚至影响阴茎的生长发育。

包皮过长与包茎都有包皮长的表现，但却是不同的疾病，所以治疗方案也不完全一样。对于包皮过长者，若不影响生活，不需要手术，但是一定要注意清洗阴茎头和包皮，预防包皮炎；对于包茎，婴幼儿期的先天性包茎可不处理，若出现排尿困难、反复的阴茎包皮炎和尿路感染，应尽早行手术。后天性包茎若有纤维狭窄环，需行包皮环切术。

（傅显文　袁轶峰　湖南中医药大学第一附属医院）

37 包皮总是卡住阴毛该怎么办？

问题：

我今年25岁，包皮有点长，但是勃起后阴茎头可以露出来。平时阴毛总是会卡在包皮内，有时候为了舒服一点，还需要在裆部做一个调整，十分尴尬。请问有什么办法可以预防或解决呢？

回答：

这种情况很多男性都存在，阴毛被包皮卡住是正常现象，且能说明生殖器发育良好。第一，阴毛长得还是比较茂密的，如果是毛发稀疏反而需要担心。第二，阴茎伸缩功能正常，当阴茎勃起时，冠状沟显露出来，较为湿润的包皮内表面容易粘住毛发，待阴茎疲软时，包皮回缩，阴毛自然容易被卡在里面。第三，内裤可能比较紧身，阴茎不能自由舒展。

如果包皮卡住阴毛，确实带来不少麻烦，可以从几个方面解决。最容易做到的是，换宽松的内裤和外裤，活动自如了，卡住的概率也就减少了。如果包皮长，而且经常感染，产生包皮垢或发出异味，行包皮环切术是一种解决方案。如果能够从心理上接受，剪除部分阴毛，也可以减少这种困扰。卡毛并不会给健康带来危害，如果不怕麻烦，卡住了，适当的时候手动整理一下即可。

（余　怡　杨慎敏　苏州市立医院）

38 包皮过长会不会影响阴茎发育?

问题:

我今年 20 岁,我的包皮虽然长,但能够完全翻起来,勃起后阴茎头也基本可以全部露出来。可我觉得我的阴茎不是很大,有些自卑。请问包皮过长会影响阴茎发育吗?现在切包皮,阴茎还能继续长大吗?

回答:

这种情况属于包皮过长,也就是阴茎在疲软状态下包皮覆盖阴茎头,但能够翻起。包皮过长并不会影响阴茎的发育。

男性觉得阴茎小未必是真的小,确认是不是以下情况:①拿自己的阴茎和影视作品中的人物来比较,往往没有可比性。②疲软状态下看起来小,勃起以后并不比别人小。③可能真的不小,只是自己要求太高。④由于肥胖或肉膜发育问题,本应该露出来的阴茎被埋藏在皮下脂肪中。这几种情况,阴茎都不是真的小,但是第 4 种状况应该引起注意,这类患者的阴茎埋藏在脂肪内,疲软状态下只有包皮露在外面,医生可能会认为是普通的包皮过长。这类患者的手术方式与传统的包皮环切术有些区别,按照普通包皮过长做手术,很有可能导致阴茎勃起后包皮过短。

包皮过长并不能阻挡阴茎的发育。但包皮过长也应该适时处理，因为包皮长存在下列危害：①包皮阴茎头炎，由于包皮不能上翻，增加阴茎头包皮感染的概率，长时间甚至会增加罹患阴茎癌的风险。②包皮过长者在性生活中更容易携带致病菌或传染性传播疾病。因此，还是建议患者及时到医院进行包皮环切术。

男性成年后阴茎不再增大，老年后甚至还会有些缩短。如果患者想要通过包皮环切术使阴茎再次发育，那答案是否定的。

（余　怡　杨慎敏　苏州市立医院）

39 包皮过长会给性伴侣带来哪些危害？

问题：

我今年22岁，包皮过长。今年交往了一个女朋友，开始有性生活。看网上说，包皮过长可能会对性伴侣产生伤害，请问这是真的吗？包皮过长对性伴侣会带来哪些伤害？

回答：

包皮过长会增加性伴侣感染的风险，不利于伴侣的性体验。第一，因为包皮内会分泌大量的皮脂，由于长期不能上翻包皮清洗，很容易导致包皮垢堆积。这样就为细菌、真菌、病毒提供了一个很好的生存环境，从而导致各种感染。当进行性交时，很有可能会将包皮中滋生的各种病菌、包皮垢带到女性的阴道和子宫颈中，等于是直接将有害物质直接送达女性的深层组织，诱发女性患阴道炎、盆腔炎、宫颈炎等。此外，包皮垢是一种很明确的致癌因素，大量包皮垢长时间的刺激有可能导致女性发生宫颈癌。

第二，包皮过长时，阴茎头就像温室里的花朵，很少受到刺激，神经感觉就会过于敏感，性生活时阴茎头与阴道产生摩擦，就会造成提前射精，性伴侣无法得到满足。

解决这些问题最直接的方法就是行包皮环切术。但是包皮过长也有真假之分。假性包皮过长是指平时阴茎头不能完全外露，但在有性冲动时阴茎头可以完全外露。其实，生活中大多数包皮过长的男性都是假性包皮过长。理论上讲，假性包皮过长可以不进行手术。对于不发炎的包皮过长，只要经常将包皮上翻清洗，可不必手术。但是对于反复出现包皮阴茎头炎或是那些患有慢性疾病且身体免疫力差的患者，仍建议进行手术治疗。

（苏艺峰　袁轶峰　湖南中医药大学第一附属医院）

40 包皮过长该怎么治疗？

问题：

我今年19岁，这几天参加参军体检，体检医生说我的包皮过长，请问包皮过长要怎么治疗？

回答：

包皮过长是男性的常见病症，治疗方式包括急症治疗、一般治疗、药物治疗、手术治疗及其他治疗等。

（1）单纯的包皮过长并不需要急症治疗，但是有一种情况除外，那就是嵌顿包茎。嵌顿包茎是指当包皮上翻至阴茎头后方，没有及时复位，包皮环阻塞了静脉和淋巴回流，导致包皮和阴茎头水肿，使包皮不能复位，此时需要尽快行手术或手法复位。

（2）包皮的一般治疗是指定期清洁阴茎头及包皮等，注意个人卫生。

（3）通常情况下包皮过长并不需要药物治疗，只有出现反复感染或排尿困难时，才需要使用药物。

（4）包皮环切术是当前治疗包皮过长最主要的手段。过去人们曾认为，只要保持局部清洁就不必行手术治疗。现在大量的证据表明，包皮环切术可以有效降低多种疾病的发生。包皮环切术有多种手术方式，较常用的是传统的背侧包皮环切术及袖套状包皮环切术。

(5) 其他治疗有手法扩张、手法复位、气囊扩张等，主要适用于男童的包茎。

综上所述，包皮过长的治疗方式多种多样，患者可以选择自己能够接受的治疗方法。当然，最推荐的还是行包皮手术治疗。

（孙弘本　袁轶峰　湖南中医药大学第一附属医院）

41 男童多大年龄可以做包皮手术？

问题：

我儿子今年5岁，我发现现在很多男童都在很小的时候就割包皮，请问应该如何判断男童的包皮是否过长？如果包皮过长，不割包皮对男童的发育有没有影响？男童多大年龄可以做包皮手术？

回答：

什么情况下需要割包皮，什么年龄可以割包皮？在给出答案之前，先看一下如何区别正常包皮、包皮过长和包茎。正常情况下，阴茎头是可以自然露出的。包皮过长，一般是指包皮将整个阴茎及阴茎头包裹住，阴茎头不能自然外露，但在清洗时通常可以将包皮翻转褪下，露出阴茎头。包茎与包皮过长不同。包茎是指包皮前方开口太紧，包皮不能翻转褪下并露出阴茎头。排尿时尿液容易聚积在包皮腔内，使包皮膨大如气球（也称为"气球现象"）。

包皮过长或包茎看似是小病，但是对男童的身心健康会造成一定影响，可能会影响阴茎发育，甚至导致成年后早泄等问题。

对于婴幼儿的包茎是否需要手术存在争议，因3岁之前的包茎多为生理性包茎。学龄前期及其以后的包茎多为真性包茎。国外学者建议，若男童5岁后仍有包茎，需考虑手术，尤其是反复发生包皮阴茎头炎者建议手术。

单纯的包皮过长，8~10岁手术是比较合适的，这个年龄的男童比较容易配合，术后的护理也比较轻松。但包皮过长合并如下情况则建议及早手术：①出现反复性的包皮阴茎头炎，甚至尿路感染，无论几岁都需要尽快手术。②包皮虽然能翻转，但可见较明显狭窄环，易造成包皮嵌顿或已经发生过包皮嵌顿者。

对于急性包皮阴茎头炎、尿道炎患儿，必须等炎症消退后才可以进行手术。

男童包皮环切术是指用包皮环切器将阴茎上面多余的包皮切除，手术后使阴茎头自然显露，以免影响阴茎发育，从而降低泌尿系统感染，成年后也可提高性生活的质量。而且，男童尤其是学龄前期男童的包皮环切术有以下优点：①包皮薄，术后疼痛减轻，愈合能力强，瘢痕小而美观。②包皮重塑性强，对合偏移等问题随着阴茎发育可自行矫正。③勃起较少，可避免术后因频繁勃起所致的包皮内外板分离及系带裂开等。

（苏艺峰　袁轶峰　湖南中医药大学第一附属医院）

42 年龄大了还能做包皮手术吗？

问题：

我的包皮一直很长，上高中的时候因为害羞一直没有做包皮环切术。现在发现包皮过长是个问题，特别是由于包皮口很细，勃起时阴茎会被包皮勒得很紧，十分不舒服。现在25岁了，请问还可不可以做包皮手术？

回答：

上述情况不仅有包皮过长，还有包茎。25岁不算大，60多岁如果有嵌顿、反复包皮阴茎头炎也必须手术。

包茎容易发生包皮嵌顿，引起阴茎头发生肿胀和疼痛，严重可导致阴茎头坏死，亦可引起射精过早或早泄，影响性生活的质量；部分有导致不育的可能；此外，也会引起性伴侣的生殖道感染，增加宫颈糜烂、宫颈癌的发生率。建议患者做包皮环切术。

任何年龄段都可以行包皮手术，成人接受包皮环切术在具体时间的选择上没有严格要求。包皮手术通常在门诊完成，无须住院。一般手术需要 20~30 分钟，术后观察 30 分钟，若无特殊不适，即可离开。但术后要休养 2~3 周，最好术后几天能卧床充分休息，康复期间避免性刺激，建议术后 4 周再恢复性生活。

（苏艺峰　袁轶峰　湖南中医药大学第一附属医院）

43 都结婚生子了，还需要做包皮手术吗？

问题：

我已经 40 多岁了，包皮过长，现在包皮每天都要清洗，一天不洗就有异味，有白色的包皮垢，阴茎头上还有红色的小颗粒，每天都感觉瘙痒。听说包皮过长只有男童才需要做手术，我已经结婚生子了，请问还需要做手术吗？

回答：

这种情况属于包皮过长引起的湿疹。包皮湿疹也是男性泌尿感染常见的一种，一般是由于男性包皮过长，阴茎头长期被包皮包裹，环境潮湿，出现的包皮垢导致细菌感染，然而很多男性都不知道这是怎么回事。包皮阴茎头湿疹的病因比较复杂，往往是多种内、外因素相互作用引起的迟发性变态反应，发病与机体的过敏素质、神经精神因素、变态反应过敏等有关。

疾病初期病情轻者，只有阴茎头和包皮内板潮红，并伴有瘙痒感，冠状沟处出现细小颗粒状物。重者可以出现疼痛和触痛，后期包皮内可发生表浅溃疡，有黄色或乳酪样分泌物，经常伴有臭味，局部红肿显著，可以影响排尿和有排尿痛。

包皮阴茎头湿疹局部用药有一定效果，但想要从根本上解决问题还是需要做包皮环切术。切除多余的包皮后，阴茎头和冠状沟外露，可以长期保持干燥，也就不怕湿疹了。

包皮环切术并非只是男童才需要做，成年男性也需要积极处理。

（苏新军　武汉大学中南医院）

44　包皮手术会影响性功能吗？

问题：

我之前做检查，被诊断为包皮过长，一直想做包皮手术，听说手术后会提高性功能，但也有人说手术会影响性功能，这让我很茫然，请问这个手术真的会影响性功能吗？

回答：

包皮环切术是泌尿外科较常见的手术，随着各种包皮环切辅助器的应用，不仅手术时间短，患者痛苦也较少，并发症也明显减少。现有的医学资料表明，包皮环切术有益于人类的性和生殖健康。成人施行包皮环切术，可以减少包皮炎、阴茎头炎的发生，除非包皮系带过短，造成勃起异常，影响性生活。

实际上，当未行包皮环切术的阴茎在勃起时，尤其在阴道内抽动时，90%的包皮会回缩到冠状沟处。此时，经常覆盖包皮下的阴茎头非常敏感。手术后刚刚外露的阴茎头也比较敏感，可因一般的活动如衣裤摩擦而使阴茎勃起，有时停止活动才能消退，尤其是术后开始时最明显，随着时间的延长逐渐减少。包皮手术一般是为了解决包皮和阴茎头的卫生问题，难以提高男性的性功能，但也不会影响男性的性功能。

如果术后真的出现性功能障碍，建议患者到正规医院泌尿外科或男科就诊。

（牛　明　天水市第二人民医院；
　唐　渊　北京大学第一医院）

45 做了包皮手术早泄就会好吗？

问题：

我最近出现早泄，并且还存在包皮过长的情况。请问做包皮手术能否改善早泄？

回答：

对于早泄的病因，目前主要有以下几种：①过度的性冲动；②对偶尔出现的早泄过度害怕；③心理因素，如紧张、焦虑等；④自慰过频；⑤性交次数过少；⑥女方因素，如抗拒、不配合等；⑦酗酒；⑧包皮过长和包皮阴茎头炎，导致阴茎的敏感度提高；⑨前列腺炎；⑩糖尿病；⑪外伤、手术导致的神经损伤，出现早泄；⑫神经系统疾病，如多发性硬化症、脊髓损伤、脊髓肿瘤等；⑬内分泌疾病，如肾上腺疾病、甲状腺功能亢进症或甲状腺功能减退症、垂体瘤等；⑭应用药物，如抗高血压药、镇静药、镇痛药等。

其中，包皮过长对早泄有一定影响。因为包皮过长的患者，阴茎头长期包在包皮里，很少与外界接触，故阴茎头会非常敏感，在性交时很容易达到射精阈值，出现早泄，但是并不是每位包皮过长的患者都会出现早泄，包皮过长只是早泄的一个影响因素。因此，包皮手术对早泄也有一定帮助，但是早泄的病因是非常复杂的，引起早泄的因素也有很多，应完善相关检查以查明病因，以便更好地给予对症治疗。一些男性朋友想单纯靠包皮手术治疗早泄是不可取的。

（张　彪　袁轶峰　湖南中医药大学第一附属医院）

46 哪些时候切包皮要慎重？

问题：

我的妻子说我的包皮过长，不卫生，让我做手术。虽然这是个小手术，但我想先来了解下，包皮是什么人都能切的吗？有没有什么禁忌？

回答：

包皮环切术在临床上是比较常见的一种术式，虽然手术操作过程相对比较简便，对患者不会造成较大的创伤，但是术者也不能马虎大意。当患者出现以下几种情况时，术者应重视。

第一，每一种手术都有相应的适应证和禁忌证，每位术者都应该熟练掌握，当患者患有包皮、阴茎头及尿道的急性炎症时，应选择抗感染治疗至少 2 周，待炎症完全控制后再考虑手术。如果炎症未控制就强行手术，可能会导致炎症扩散，轻者手术过程中伤口出血的概率增加，术后伤口迁延不愈，增加患者的治疗费用；严重者可能会出现细菌侵入血液，危及生命。

除了炎症外，每位患者在手术前还需要做一些必要的检查，如血常规检查、凝血功能检查、肝功能检查及肾功能检查等。有一些少见的疾病，如血友病，该病患者的凝血功能很差，日常生活中可能一次意外受伤就会出血不止，危及生命，碰到这种患者，是禁忌做包皮环切手术的。

第二，医生在临床上经常碰到一些隐匿阴茎的患者，患者的阴茎看起来很小，不显眼，其实是阴茎隐藏在下腹部增厚的皮下或皮下脂肪内。这种患者如果单纯切除"多余"的包皮，不但不会让阴茎变大，而且还会严重影响以后隐匿阴茎成形术的操作。

（吴　光　杨慎敏　苏州市立医院）

47 做包皮吻合环切术，术后有哪些注意事项？

问题：

我今年 30 岁，由于包皮过长，近期计划在医院做包皮吻合环切术,请问术后有哪些注意事项?

回答:

包皮吻合环切术是采用一次性包皮吻合器进行手术,优点是手术时间短,一般5~10分钟即可完成,并且手术出血较少,术后伤口愈合整齐美观。那么术后有哪些注意事项?

(1)术后建议口服抗生素预防感染(5~8天)。

(2)术后第3天可拆除弹力绷带,使用稀释的碘伏泡洗伤口(一次性纸杯盛一份碘伏加4~5份凉开水稀释),每天2次,每次约3分钟,泡完后用电吹风机吹干,保持伤口干燥。如果觉得碘伏泡洗不方便,可以使用肤创宁喷剂,只要往伤口处喷一点即可。需要注意的是,肤创宁不可与碘伏同用,且泡洗伤口时药水必须覆盖整个内环(伤口在内环后面),术后当天即可浸泡,同时保持干燥很重要,平时如果伤口是湿润的,也要用电吹风机吹干。

(3)成人睡前可口服1片地西泮,缓解夜间勃起的疼痛,改善睡眠质量。

(4)术后应穿宽松的裤子,有利于通风透气,保持伤口干燥,减少伤口的摩擦、疼痛。

(5)术后第3天拆除弹力绷带后可洗澡,洗澡后须用稀释的碘伏泡洗伤口并吹干。

(6)患儿术后伤口处有少量液体渗出(透明色、淡红色、淡黄色)为正常现象,如果不放心可致电咨询手术医生,或去医院就诊。

(7) 术后水肿属于正常现象，15~20 天可恢复正常，无须过度紧张。

(8) 术后 1 个月内不要有过激的活动，同时禁止性生活。

(9) 缝合钉通常 1 周后开始相继脱落，大部分 1 个月内脱完。

（龙柳芽　袁轶峰　湖南中医药大学第一附属医院）

48 做包皮套扎环切术，术后有哪些注意事项？

问题：

我儿子今年 12 岁，因阴茎头反复发炎，医院建议做包皮套扎环切术，请问这种手术方式在术后有哪些注意事项？

回答：

包皮套扎环切术是采用包皮环套扎，促使包皮缺血脱落，然后慢慢愈合。其优点是手术时间短，一般 5~10 分钟即可完成，并且手术出血较少，术后伤口愈合整齐美观。男童非常适合做这种手术，术后的注意事项如下。

（1）术后建议口服抗生素（5~8天）。

（2）术后用稀释的碘伏泡洗伤口（一次性纸杯盛一份碘伏加4~5份凉开水稀释），每天2~3次，每次约3分钟，泡完后用电吹风机吹干，保持伤口干燥。泡洗伤口时需要注意药水必须覆盖整个内环（伤口在内环后面），术后当天即可浸泡，而且保持干燥很重要，平时如果伤口是湿润的，也要用电吹风机吹干。如果觉得碘伏泡洗不方便，可以使用肤创宁喷剂，只要往伤口处喷一点即可，只是需要注意肤创宁不可与碘伏同用。

（3）成人睡前可口服1片地西泮，缓解夜间勃起的疼痛，改善睡眠质量。

（4）术后应穿宽松的裤子，有利于通风透气，保持伤口干燥，减少伤口的摩擦、疼痛。

（5）术后第2天即可洗澡，洗澡后须用稀释碘伏泡洗伤口并吹干。

（6）患儿术后伤口及阴茎头处有少量液体渗出（透明色、淡红色、淡黄色）为正常现象，如果不放心可致电咨询手术医生，或去医院就诊。

（7）成人术后8天拆环，儿童术后10天拆环，并用稀释的碘伏泡洗伤口15分钟以减轻拆环时疼痛，拆环后仍需注意伤口护理，不用浸泡伤口，每天用棉签蘸碘伏擦拭2次即可，直至伤口完全愈合；如果伤口愈合欠佳，应到医院行伤口包扎等对症处理。

（8）术后水肿属正常现象，15~20天可恢复正常，无须过度紧张。

（9）1个月内不要有过激的活动，禁止性生活30天。

（10）如果术后有任何比较明显的不适，须随时跟医生保持联系。

（龙柳芽　袁轶峰　湖南中医药大学第一附属医院）

49 包茎术后阴茎头分泌"黄水"，请问是感染了吗？

问题：

男童做完包茎术后，发现其阴茎头分泌出"黄水"，请问这是感染了吗？

回答：

很多家长会因为男童包茎术后阴茎头分泌"黄水"而非常紧张，担心是术后伤口感染，因为伤口一旦感染就很难愈合，小手术酿成大麻烦，家长害怕对阴茎造成一些不可挽回的影响。其实绝大多数包茎术后阴茎头分泌"黄水"是正常的生理现象，家长无须紧张。因为包茎不仅有包皮过长，且包皮不能上翻至冠状沟，暴露出完整的阴茎头，往往这种情况下包皮内板与阴茎头之间粘连得十分紧密,很多男童出生起就从来没有将包皮翻起来过。这种包茎手术施行起来,第1步为包皮扩张分离术,就是把包皮口扩张,将包皮内板与阴茎头彻底分离开,让阴茎头完整暴露。这种麻醉下的强行分离,其实就是把包皮与阴茎头的粘连部分撕开,必然伴随包皮与阴茎头糜烂面的形成。所以包茎术后几天阴茎头糜烂面一般会慢慢渗出淡黄色的液体,甚至有水疱形成,后期会慢慢结痂,最终愈合脱落。

但包茎术后感染也可能出现阴茎头分泌"黄水"的情况,那么临床上该如何鉴别?任何感染性炎症都有红、肿、热、痛的表现,这种阴茎头分泌"黄水"的情况往往伴随着包皮阴茎头红肿明显,局部灼热刺痛,"黄水"分泌量较大,质地较浓稠,并伴有臭味。此时可判断为包茎术后感染,需要配合使用抗生素,同时患处可使用稀释的络合碘、稀释的高锰酸钾或一些外用抗菌消肿药物处理。

综上所述,一般情况下,包茎术后阴茎头分泌"黄水",家长不用紧张,这不是伤口感染,只是包茎术后愈合过程中的一种正常表现。

(袁轶峰 湖南中医药大学第一附属医院)

50 包皮术后多长时间能过性生活?

问题:

我因为包皮过长,反复出现包皮感染,前不久去医院做了包皮手术。已经过去了一段时间,请问包皮手术后多长时间能过性生活?

回答:

目前,包皮的手术方式主要有传统手术方式、包皮环套手术方式、包皮吻合器手术方式 3 种。但无论采用哪种手术方式,术后都会出现一定程度的水肿、血肿等情况,且考虑包皮切口愈合至少需要 1 周,再加上包皮切口的愈合、塑形,以及形成正常的纤维连接又需要 3~4 周,故包皮术后至少 1 个月后才能考虑过性生活。而且,包皮术后勃起会导致切口疼痛、出血等,故建议患者术后要尽量避免性刺激,不要接触"黄色"书籍、图片或录像等。青壮年男性往往会有夜间勃起,医生一般会给予镇静催眠药如地西泮,或建议使用小剂量雌激素避免勃起,按医嘱执行即可。

对于个别患者,如果存在感染或伴有糖尿病,相对愈合时间会有所延长,或切口愈合塑形较慢,则需要恢复的时间会更长,往往不止 1 个月。

此外，包皮术后的护理及注意事项也会在一定程度上影响恢复时间，如包皮术后必须避免摩擦，如骑自行车等运动对术后恢复的影响比较大；服用一些抗感染药物，禁烟酒，不能吃辛辣刺激、牛羊肉及海鲜等食物；术后切口部分应该保持清洁、干燥，小便时应小心不要弄湿纱布，如果纱布被尿液浸湿，可先将纱布拿掉，及时换药。

总体来说，包皮术后多长时间可以过性生活往往因人而异，但一般是术后 1 个月后。

（张　彪　袁轶峰　湖南中医药大学第一附属医院）

51 切包皮后严重早泄该怎么办？

问题：

我今年 34 岁，结婚 5 年了，因为包皮比较长，经常发炎，每次性交后，妻子就会得阴道炎。2 个月前，在医生的建议下我做了包皮环切术。术后阴茎头发炎的情况没有再出现。但是近 2 次性交的时间都很短，不到 1 分钟，请问这是切包皮引起的吗？

回答：

包皮环切术与早泄之间并无明确关联，有些男性包皮术后性交时间延长，有些男性术后性交时间更短了。

包皮术后性交时间变短，多发生在包皮术后的前几次性交时。射精的过程是阴茎头受到刺激后，感受器传递信号到大脑射精中枢，射精中枢发出指令，通过传出神经支配肌肉收缩，进而产生射精。目前，国际上对早泄尚无统一的标准定义，但有一些特点，包括阴道内射精潜伏期短、不能控制射精及由此产生心理压力。

早泄分为原发性早泄和继发性早泄，上述情况考虑是继发性早泄，因为患者在包皮手术前，对性交的持续时间还是满意的。继发性早泄的原因多为生殖系统炎症、勃起功能障碍、焦虑等。由于患者在术后1个多月没有进行性交，因而容易造成前列腺精囊里的液体处于充盈状态，这样饱和的精囊就如同鼓得很大的气球一样，稍稍给点刺激就容易收缩排精。还有一点也不能忽略，阴茎头和冠状沟上有许多感受器，包皮环切术后，性交的刺激被更多的感受器收集，刺激强了，中枢的射精开关很快就被打开，因而也容易引起提早射精。

根据上述情况，提供几个解决方法：①心理上，鼓励自己，获得信心，正确地对待早泄，会有较好的改善，同时要取得妻子的理解。②药物治疗，采取局部麻醉药降低阴茎头的敏感度，5-羟色胺再摄取抑制药可提高射精中枢的阈值。③增加性交的频率。

（余 怡 杨慎敏 苏州市立医院）

52 包皮系带疼痛该怎么办？

问题：

我尿道口下面的那条细线老是拉着就疼，尤其是勃起的时候更明显。有几次性交后，还发现细线上有些渗血和裂口。请问这是什么原因引起的？该怎么办？

回答：

阴茎下面正中有一条连接阴茎头和阴茎体的皮褶，称为包皮系带。包皮系带主要负责感觉传输和传入神经，包含丰富的神经，特别是其中的一个小分支专门分布到包皮系带上，所以包皮系带对外界的刺激十分敏感，它与冠状缘是阴茎最敏感的部位，是男性重要的性敏感区之一。

引起包皮系带疼痛的原因包括：①炎症，阴茎头和包皮出现炎症时，可能引起包皮系带粘连，继而引起包皮系带疼痛。若包皮反复感染，还要排除糖尿病的可能。②包皮系带过短，部分患者包皮系带过短，或没有包皮系带，则阴茎勃起时会感到明显的疼痛。③过敏，不仅会导致水肿，也可能导致包皮系带疼痛。④外伤，暴力性生活、自慰能够引起包皮系带的过度摩擦，导致出血、水肿，引起包皮系带疼痛，严重时可以导致包皮系带断裂。

每位男性的阴茎发育情况不同，包皮系带的长短和紧张度也不同。如果包皮系带短而紧，性交或自慰用力过猛而撕裂会引起出血疼痛。包皮系带断裂多为性交用力过大、用力不当造成，多发生于包皮过长者。包皮系带断裂后一般不缝合，只做简单的压迫止血、消毒、包扎，以预防感染。为避免伤口再次裂开，1周内禁止性交。如果出血不止，应去医院就诊。若愈合不佳、形成瘢痕或包皮系带过短，可能造成阴茎勃起疼痛，此时应该前往医院行包皮系带延长术。

（余　怡　杨慎敏　苏州市立医院）

53 性交或自慰后，包皮翻不下来该怎么办？

问题：

我是一名大学生，和伴侣性交后，我的阴茎又肿又痛，阴茎头好像还有点发紫，立即到医院就诊，在医生的处理下，终于恢复了正常。我很害怕再次发生这样的情况，请问这是怎么回事？如何预防这种情况再次发生？

回答：

这种情况属于性交后出现了包皮嵌顿。

包皮嵌顿多是因为患者本身有包茎或包皮外口狭小，性交或自慰后将包皮强行上翻而又不及时复位导致的。包皮嵌顿偶尔因男性出于好奇或青春期后阴茎自发勃起，可能将包皮翻起而未及时复位导致。严重时可能发生阴茎头坏死。主要表现为阴茎局部剧烈疼痛，可见包皮环状狭窄及远端包皮和阴茎头肿胀。嵌顿时间越长，肿胀越严重。可出现排尿困难，如果不及时处理，包皮和阴茎头就可能发生缺血，嵌顿局部可见溃烂和坏死，并可能出现疲乏、发热、食欲减退等全身性症状。

该患者当时阴茎肿痛、阴茎头发紫，就是因为被狭窄的包皮外口卡住，导致阴茎头缺血后的表现，医生只要帮助患者把阴茎还纳回去，将包皮复位即可。但如果手法不好复位，就需要通过手术进行复位。

出现包皮嵌顿，排尿可能会比较困难，等阴茎还纳后就会恢复，以后也可正常排尿。

下次出现包皮嵌顿后要尽快到医院就诊，如果诊治正确、及时，多无严重后果。如果嵌顿时间过长，会造成阴茎头坏死，进而影响排尿功能和性功能。

建议患者待阴茎肿痛改善后,择期行包皮环切术,这样以后就不会发生包皮嵌顿了。

(苏新军　武汉大学中南医院)